中国医科大学附属第一医院
胸外科疾病 病例精解

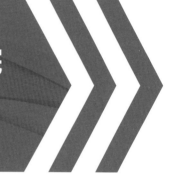

》（第2辑）

主 编 许 顺

副主编 沈启明 李文雅

科学技术文献出版社
SCIENTIFIC AND TECHNICAL DOCUMENTATION PRESS
·北京·

图书在版编目（CIP）数据

中国医科大学附属第一医院胸外科疾病病例精解. 第 2 辑/许顺主编. —北京：科学技术文献出版社，2024.6

ISBN 978-7-5235-1375-0

Ⅰ.①中… Ⅱ.①许… Ⅲ.①胸腔外科学—病案 Ⅳ.①R655

中国国家版本馆 CIP 数据核字（2024）第 103001 号

中国医科大学附属第一医院胸外科疾病病例精解（第 2 辑）

策划编辑：彭　玉　　责任编辑：彭　玉　　责任校对：张　微　　责任出版：张志平

出　版　者	科学技术文献出版社	
地　　　址	北京市复兴路 15 号　邮编　100038	
编　务　部	(010) 58882938，58882087（传真）	
发　行　部	(010) 58882868，58882870（传真）	
邮　购　部	(010) 58882873	
官 方 网 址	www. stdp. com. cn	
发　行　者	科学技术文献出版社发行　全国各地新华书店经销	
印　刷　者	北京地大彩印有限公司	
版　　　次	2024 年 6 月第 1 版　2024 年 6 月第 1 次印刷	
开　　　本	787×1092　1/16	
字　　　数	130 千	
印　　　张	11.25	
书　　　号	ISBN 978-7-5235-1375-0	
定　　　价	108.00 元	

中国医科大学附属第一医院胸外科
疾病病例精解（第2辑）

编委会

前　言

　　时光荏苒，白驹过隙。转眼间，《中国医科大学附属第一医院胸外科疾病病例精解（第2辑）》又和读者朋友们见面了。《中国医科大学附属第一医院胸外科疾病病例精解》发行之后，在社会上及同行之间受到了广泛好评。2019年中国医科大学附属第一医院（以下简称"我院"）胸外科主体搬迁至新院区之后，病房规模及手术设施都有了长足的提高，同年成功入选为东北地区首家国家临床重点专科。每年的手术例数也突飞猛进，去年科室整体手术例数已逾6000例，今年有望突破7000例。同时，国家区域医疗中心和国家临床重点专科落户我院，赋予了我们更多的社会责任，也给予我们接触更多疑难杂症的机会。因此，我号召科室的同志，将临床工作中诊治的新的典型病例、疑难病例、少见病例总结出来，经过我及两位副主编的审查，以及科学技术文献出版社编辑的辛勤编校，编成此书呈现给大家。

　　本书吸取了《中国医科大学附属第一医院胸外科疾病病例精解》的成功经验，在典型病例内容之后，附有一段临床讨论，以进一步复习及补充病例的知识点及临床治疗体会，并将精选的病例进行分类，方便读者朋友更容易地查找。

　　随着近年来靶向、免疫等肿瘤内科治疗的飞速发展，肺癌的新辅助治疗也进行得如火如荼，很多既往不可能手术的病例现在都可实现手术转化。对于这种情况，目前国内的学术界百家争鸣，新的治疗指南也在制定之中。本书也选取了诸多新辅助治疗后肺癌手术病例，旨在为大家提供临床治疗思路，共同学习。

　　同时，本书也展现了多例肺部罕见肿物的病例资料、影像学资料，分享了相关手术经验及治疗体会，还囊括了胸外科其他疾病的精选病例，如食管癌、纵隔肿瘤、胸壁肿瘤等。也有治疗中的一些瑕疵，如术后并发症等，供大家参考及吸取经验。

　　"读万卷书，行万里路"，医学是一门经验学科，但是随着时代的发展，个体化医疗也被大家更加重视。因此，以最新的临床诊疗指南及方法为基础，结合临床医师个人专业技能和临床经验，同时考虑患者的意愿和要求，将三者完美结合，才能制定出最有利于患者的治疗措施。

　　希望本书能像《中国医科大学附属第一医院胸外科疾病病例精解》一样，为胸外科及相关科室的同道们提供帮助与借鉴，协助我们更好地制定临床治疗策略。书中若有不足之处，欢迎各位同道交流与批评指正。

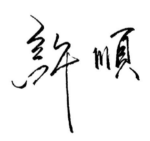

2024 年 6 月

目　录

I

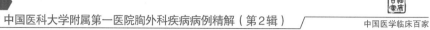

第一章　肺癌罕见手术

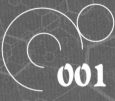

001 主气道肿瘤切除并隆嵴重建术

2019 年 2 月 21 日，中国医科大学附属第一医院（以下简称"我院"）胸外科许顺主任团队及在心脏外科谷天祥主任团队及麻醉科、手术室的配合下，成功完成了我国首例体外循环下主动脉弓翻转 + 气管肿瘤切除 + 左全肺切除 + 左主支气管下壁瓣膜翻转气管成形术。

病历介绍

患者，男，53 岁。干咳 1 个月，夜间加重，间断口服罗红霉素治疗 10 天，症状未见好转。入院前 10 天咳嗽加重，咳白痰，轻度胸闷气短，呼吸困难，声音嘶哑，给予青霉素、盐酸莫西沙星片抗感染治疗后未见明显好转。3 天前于我院行肺部 CT 增强扫描（图 1 - 1），提示气管分叉上方气管内可见不规则软组织密度影，大小约4.2 cm×3.0 cm，主气管肿瘤，阻塞主气管、左主支气管，与主动脉弓、食道关系密切。2019年2月20日22时，患者突发呼吸困难、憋喘、窒息，入我院急诊，血气分析示氧分压60 mmHg，提示Ⅰ型呼吸衰竭。给予吸氧、化痰、抗感染治疗后未见缓解。

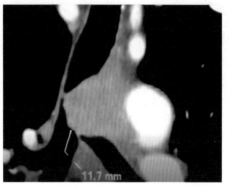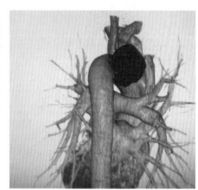

图1-1 肿物位置

胸外科许顺主任查看患者后，迅速做出判断：患者为巨大气管肿瘤阻塞主气管，导致呼吸衰竭、窒息，随时可能危及生命，立即决定收入胸外科。由麻醉科行抢救性气管插管，因肿瘤阻塞较严重，插管后患者血氧饱和度波动于60%～90%。

后行全院大会诊。①麻醉科：检查气管插管位置，无异常。考虑肿瘤组织阻塞主气道远端，强行越过肿瘤插管可能导致肿瘤脱落，使患者出现窒息等生命危险。考虑入手术室后再次调整气管插管位置。②呼吸内科：肿瘤较大，占据隆嵴、主气管，无法行气管镜下治疗。③介入科：肿瘤较大，介入治疗效果差，且坏死组织脱落易造成患者窒息，暂不考虑介入治疗。④重症医学科：患者为主气管肿瘤，如气管插管辅助通气仍不能满足患者氧合需求，可以考虑体外膜氧合器（extracorporeal membrane oxygenator，ECMO），但需考虑晚期肿瘤患者受益。

许顺主任带领胸外科全科会诊讨论，考虑肿瘤较大、侵袭较重，单纯切除肿瘤无法弥补气管缺损组织，拟行主动脉弓翻转＋气管肿瘤切除＋左全肺切除＋左主支气管下壁瓣膜翻转气管成形术（图1-2）。

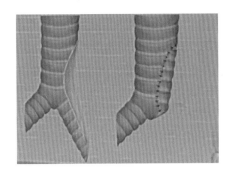

图1-2　手术修补

手术情况（图1-3）：手术切口采取正中胸骨切开联合第4肋间 L 形切口，探查见肿物位于气管远端左后壁，累及左主支气管起始部，与主动脉弓后壁、食管关系密切，直径约4 cm×3 cm。遂决定切除左全肺，保留左主支气管，廓清第2组、第4组、第9组、第10组、第13组、第14组淋巴结。因肿瘤侵袭主动脉弓后壁，为预防分离时主动脉弓后壁破裂出血，危及生命，请心脏外科于术中行体外循环支持。游离完主动脉弓、降主动脉的肿瘤组织后，将其牵引翻转，显露出气管肿物，可见肿瘤对周围组织侵袭较重。游离气管远端肿物，使用手术刀片剖开气管，将肿物完整切除。制作左主支气管下壁瓣膜，向上翻转后填补气管缺损处，血管线成形缝合。

术后情况：术后患者返回病房，各项生命指标平稳。术后第1天，气管镜下可见吻合口闭合良好，吸痰后右侧肺叶复张良好。于术后第5天拔除气管插管、胃管，患者正常进食。术后第15天拔除胸腔闭式引流管。术后第18天顺利出院。术后病理回报为中低分化鳞癌，淋巴结无转移（图1-4）。患者术后1个月恢复良好，复查肺部 CT 显示对侧肺膨胀良好，术侧符合全肺术后改变（图1-5）。

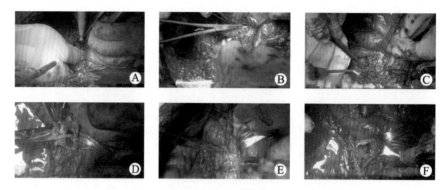

A. 主动脉弓翻转；B. 游离气管肿瘤；C. 完整切除气管肿瘤；D. 修剪左主支气管瓣膜；E. 制作左主支气管瓣膜；F. 缝合气管。

图 1-3　手术过程

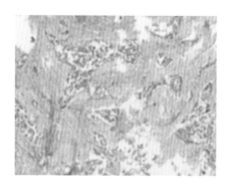

图 1-4　术后病理示中低分化鳞癌

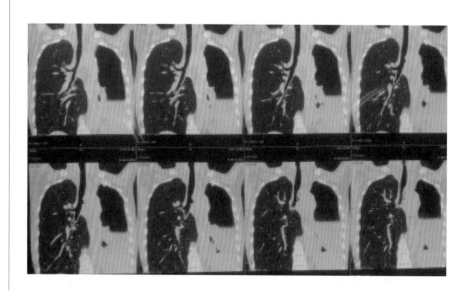

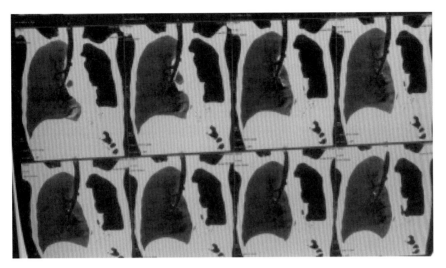

图 1-5　复查肺部 CT

临床讨论

　　隆嵴切除重建术是治疗累及主支气管近端隆嵴和气管下段侧壁中央型肺癌的手术方法。该部位解剖结构特殊，手术难度大，并发症多，手术死亡率为 13%～29%，也影响到了此术式的普及程度。右侧主支气管明显短于左侧主支气管，右侧开胸术野、隆嵴显露优于左侧，但本例患者气管肿瘤发生于左侧，且侵袭主动脉弓。主动脉弓的阻挡使术野显露较差，需行主动脉弓翻转，解剖困难，手术难度更高。我国左主支气管肿瘤切除并隆嵴重建术罕有报道，加之在体外循环下行主动脉弓翻转，难度较大。

许顺教授点评

　　此病例肿瘤位置特殊，切除较为困难。既往在临床中遇到这样病例可能会采用非手术疗法。随着近年来胸外科手术技术的提高，

笔记

对于一些复杂的、风险大的手术我们也勇于尝试。

　　本例患者肿瘤较大，侵袭重，需切除气管较多，切除后气道重建是大问题。术者也查阅了相关资料，大胆地采用制作左主支气管下壁瓣膜的方法填补气管缺损处，思路新颖，创新实用。术后气道通畅，手术效果良好，为此类患者的气道处理提供了思路。

参考文献

1. 胡永校，李厚文，杨志山，等. 胸骨正中切开及主动脉弓翻转行左肺癌淋巴结扩清术. 中华胸心外科杂志，1995，11（4）：218 - 219，255.

002
同期双侧肺结节切除手术

病历介绍

患者，女，56岁，以"检查发现左肺上叶及右肺上叶结节2年半"为主诉入院。2年半前患者于某医院体检行肺部CT时发现左肺上叶小斑片影，右肺上叶结节，直径约0.7 cm。未系统治疗。患者无咳嗽、咳痰、胸闷、气短、乏力、盗汗、前胸后背痛等症状，定期复查。10天前于我院复查肺部CT：左肺上叶可见混合磨玻璃密度结节影，大小约1.8 cm×1.2 cm，其内可见小空腔；右肺上叶可见磨玻璃密度小结节影，直径约0.8 cm。现患者为求进一步诊治入我院就诊。自患病以来，患者精神、饮食、睡眠可，大小便如常，体重减轻2 kg。

既往史：高血压15年，口服苯磺酸氨氯地平片每日1次、每次1片治疗，现控制良好。

辅助检查：肺部平扫（3D-CT）检查（图2-1）示胸廓对称；左肺上叶可见混合磨玻璃密度结节影，大小约1.8 cm×1.2 cm，其内可见小空腔；右肺上叶（薄 IM 58）可见磨玻璃密度小结节影，直径约0.8 cm；双肺可见多发微小结节影，部分呈磨玻璃密度，还可见索条影、钙化灶；各级支气管通畅，无扩张与狭窄；双侧肺门不大，纵隔居中，其内可见略增大淋巴结；心脏大小正常，胸壁软组织未见异常。检查结论：左肺上叶混合磨玻璃密度结节，不除外早期占位性病变，请结合临床；右肺上叶磨玻璃密度小结节，密切观察；双肺微小结节，随诊观察；双肺陈旧病变；纵隔淋巴结略增大。

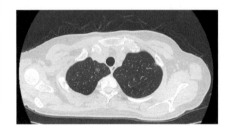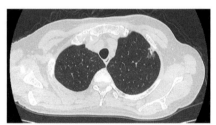

图2-1 肺部平扫3D-CT检查

手术情况：2021年7月9日在全身麻醉下行单孔胸腔镜下同期右肺上叶部分切除＋右侧纵隔淋巴结采样＋左肺上叶部分切除＋左侧纵隔淋巴结采样术。取右侧第3肋间前外侧切口，长约4 cm。于右肺上叶尖段可触及一质韧结节，表面胸膜正常。用腔镜切割缝合器在距离结节2 cm以上的正常肺组织处将其完整切除。剖开结节，剖面呈灰白色，直径约1 cm。送冰冻病理，回报为"肺泡上皮非典型腺瘤样增生，小灶异型性较大，不除外微浸润性腺癌"。对第10组淋巴结进行采样。留置胸腔负压引流球1枚。改变体位，右侧卧位。取左侧第3肋间前外侧切口，长约4 cm。于左肺上叶固有段可触及一质韧结节，表面胸膜受累。用腔镜切割缝合器在距离结节2 cm 以上的正常肺组织处将其完整切除。剖开结节，剖面呈灰白色，直径约 2 cm。送冰冻病理，回报为"原位腺癌，局灶不除外微浸润，待石蜡确定"。对第 7 组、第 10 组淋巴结进行采样。留置胸腔负压引流球 1 枚。

术后病理：（右肺上叶结节）结合冰冻切片，微浸润性腺癌；（左肺上叶结节）微浸润腺癌；L7（0/1）、L10（0/1）未见癌；R10（0/0）纤维脂肪组织。

患者术后 3 天引流量：左侧分别为 90 mL、50 mL、58 mL，右侧分别为 40 mL、60 mL、30 mL。患者于术后第 3 天拔除双侧引流管，顺利出院。

🔬 临床讨论

肺癌严重威胁人类健康，在我国居恶性肿瘤死亡首位。对于肺部结节疾病，早期诊断、及时治疗是关键。临床上可以见到不少肺部结节患者的病变经术后病理诊断为恶性，其中绝大多数已错过最佳手术时机。随着低剂量胸部 CT 被应用于常规体检，越来越多的双侧肺部多发结节患者被发现，其表现为每侧肺至少 1 个结节。然而，目前关于双肺多发结节的治疗方案尚无统一标准，临床上通常根据患者临床信息、影像学检查（结节的直径、形态、倍增时间等）、肺功能等预估并制定治疗方案。临床上对于磨玻璃结节，尤其是直径 >8 mm 的磨玻璃结节，通常积极进行手术治疗。对于较小的、偏实性的结节，若考虑为纤维化结节或肺内淋巴结，可先观察。然而，对于影像学倾向于肿瘤且有明确手术指征的患者，治疗方案是同期手术还是分期手术仍存在较大争议。同期手术具

笔记

有降低分期手术2次麻醉和手术风险、减轻患者经济负担和心理压力、降低肿瘤转移风险的优势，但其围手术期风险较大，且对患者的心肺功能储备、术后护理要求较高。两者各有利弊。胸腔镜手术具有创伤小、恢复快等优点，使同期双侧肺结节切除手术得以实现。

分期手术中行第2次手术时可能会因残余肺组织不能满足单肺通气条件而无法手术，只能被迫行放、化疗或射频消融等替代治疗。另外，行分期手术患者在两次手术之间有等待期，肿瘤有进展转移的可能。同期手术可避免上述情况的发生。

目前还没有同期双侧肺结节切除手术的术前评估指南和大型临床研究的参考数据。临床上是否针对肺内多发结节患者行同期双侧肺结节切除手术，主要根据术者的临床经验判断。笔者体会：行同期双侧肺切除手术，对患者的心肺功能储备、麻醉、术后护理、术者的术中微创操作和手术技术熟练度等方面均有一定的要求。我院的临床经验总结：首先，术前肺功能检测和预估切除范围尤为重要，是判断能否行同期双侧肺切除手术的关键。若术前检测肺功能可以耐受全肺切除，且预期切除范围≤8个肺段，即小于左侧肺全部肺段的范围，可实施手术。双侧亚肺叶切除，如双侧楔形切除或楔形联合对侧肺段切除，肺功能损失少，较为安全；右中肺较小，只有2个肺段，对肺功能影响小，因此右中肺联合左上肺或左下肺切除较为安全；然而，出于安全考虑，除右中肺外，对于其余需行联合肺叶切除的患者需慎重。

对于手术切除顺序，遵循"切除范围先少后多、手术难度先易后难"的原则。此外，还需优化围手术期管理流程，如术前宣教并指导患者呼吸功能锻炼、术前术中肺保护、术后充分镇痛、术后尽早拔管、指导患者有效咳嗽排痰、指导患者早期下床活动、指导患者术后饮食和早期康复训练等。以上措施有助于尽可能减少双侧肺切除手术带来的创伤、手术引起的应激反应及减轻患者的术后疼痛等，还可以改善患者术后生活质量、降低术后并发症发生率、缩短住院时间。

许顺教授点评

此例患者病灶为多发，采用同期双侧肺部手术一次性解决了问题，减少了患者的住院次数、麻醉创伤，缓解了经济压力。对于一些结节较小的、手术相对简单的病例是值得提倡的。

同时，我也曾尝试稍复杂的双侧同期手术病例，其中一例为高龄患者，一侧行楔形切除，另一侧行肺段切除。因手术时间稍长、患者年龄大，术后出现一过性呼吸衰竭，给予积极抢救逐渐平稳。故应严格把握此类患者手术适应证，做好术前交代，确保术中及术后的安全。

笔记

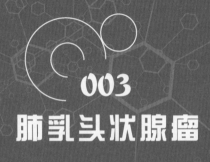

003
肺乳头状腺瘤

病历介绍

患者，女，64岁，以"体检发现左肺上叶结节5月余"为主诉入院。未行抗感染治疗，现为求手术治疗入我科。自患病以来，患者一般情况良好，无发热，偶有咳嗽，无咳痰、胸闷、气短，无前胸后背痛，睡眠、饮食可，大小便正常，近半年体重无明显变化。

既往史、个人史：结核病史12年，心肌缺血病史20年，无吸烟、饮酒史，无粉尘和污染物接触史。

辅助检查：血生化检查示神经元特异性烯醇化酶（neuron specific enolase，NSE）17.1 ng/mL。心电图示窦性心律、轻度T波改变。肺部平扫3D-CT示左肺上叶舌段叶间胸膜下可见结节影，大小约1.0 cm×1.2 cm，边缘欠光滑，邻近胸膜牵拉、凹陷（图3-1）。

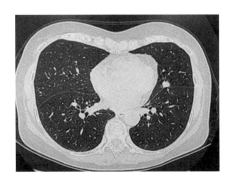

图 3 – 1　肺部平扫 3D-CT（2021 年 4 月 18 日）

手术情况：2021 年 4 月 25 日在全身麻醉下行胸腔镜下左肺上叶部分切除术 + 纵隔淋巴结采样术。术中病理：左肺上叶乳头状腺瘤或硬化性肺细胞瘤。

术后情况：术后病理提示为左肺上叶乳头状腺瘤。患者术后恢复良好出院。

临床讨论

肺乳头状腺瘤是位于肺边缘部的较少见的肺良性肿瘤，国内外报道均较少。术前明确诊断困难，常被考虑为硬化性血管瘤、错构瘤、结核球、肺癌等，形态学上需与多种肿瘤鉴别。肺乳头状腺瘤在光镜下呈分枝乳头状生长，少数病例见实性区域，个别病例见微乳头结构，表面被覆立方状或柱状上皮，偶尔可见纤毛细胞；胞质嗜酸或透明，核圆形或椭圆形，可见核内嗜酸性包涵体，一般没有细胞异型性、坏死和核分裂；纤维血管轴心粗细不等，部分见慢性炎细胞浸润，呈炎性纤维血管轴心改变。Fukuda 和 Krodo 等发现纤维血管轴心缺乏弹性纤维，认为是其特征（肺泡间隔弹性纤维丰富）。少数病例间质见纤维化。肺乳头状瘤发病机制仍不清楚，有研究认为其起源于细支气管肺泡上皮的干细胞，也有研究认为可能与炎症刺激有关。

笔记

肺乳头状腺瘤可发生于任何年龄段，文献报道的年龄范围为2个月至78岁。患者一般无临床症状和异常实验室检查结果，多在常规胸部X线或CT检查时被偶然发现。肺乳头状腺瘤在胸部X线或CT中多表现为位于肺边缘部的孤立的类圆形或球形肿块，左肺下叶多见，其次为右肺上叶及下叶，左肺上叶及右肺中叶少见，多为单发结节，偶尔为多发结节；大小为1.2～5.6 cm，以2～3 cm最为多见，边界多较清楚，有或无包膜，偶有局部侵犯。

本例患者肺乳头状腺瘤大小为1.0 cm×1.2 cm，边缘欠光滑，邻近胸膜牵拉、凹陷，无区域淋巴结肿大。肺乳头状腺瘤是肺良性肿瘤，大多数患者的瘤体大小数年不变或仅轻微增大，预后良好，手术治疗后可痊愈。由于术前明确诊断困难，多采取肺叶切除、肺段切除或楔形切除。术后3个月随访，本例患者恢复良好。

肺乳头状腺瘤非常少见，但是当影像学检查发现位于肺边缘部的、边缘光滑的孤立性结节或肿块时，手术医师要考虑到肺乳头状腺瘤的可能。

许顺教授点评

随着人们健康意识的提高及大家对体检的重视，越来越多的肺部小结节被及时发现。对于一些较小的结节，在术前明确病理是有很大困难的。加上近年来，小结节的术后病理还是以恶性的、早期癌的结果居多，导致大家谈"结节"色变。不过对于一些周围型结节，虽然影像学有一些恶行征象，如分叶、毛刺及胸膜侵袭征象，最后病理诊断也不一定是恶性的。因此本病例提示我们，在临床工作中，一方面应该提高自己的阅片能力；另一方面应该注意与患者交流，如对于本例患者，手术指征是有的，但应在术前交代明确，不排除良性可能，避免术后不必要的矛盾出现。

004
胸腔镜下左全肺切除

病历介绍

患者，男，64岁，以"因感冒检查发现左肺上叶占位病变10天"为主诉入院，期间未系统治疗，现为求手术治疗收入我科。自患病以来，患者偶有咳嗽，咳白痰，常自感胸闷，偶有左侧前胸后背痛，饮食、睡眠可，大小便正常，精神状态良好，近半年体重下降5 kg左右。

个人史：吸烟史30年，已戒烟15年。

家族史：父亲因肺癌去世。

辅助检查：血生化检查示 NSE 17.86 ng/mL，细胞角质蛋白19片段抗原21－1（cyto-keratin 19 fragment antigen 21-1，CYFRA21-1）

笔记

17.1 ng/mL。心电图示窦性心律，ST 段轻度改变。肺功能：用力肺活量（forced vital capacity，FVC）2.8 L，第一秒用力呼气量（forced expiratory volume in first second，FEV_1）2.35 L，第一秒用力呼气量占用力肺活量的百分比（FEV_1/FVC）为 83.9%。血气分析：动脉氧分压 82.4 mmHg，动脉二氧化碳分压 44.5 mmHg。

胸部 CT（图 4-1）：左肺上叶舌段纵隔旁可见团片影，呈分叶状，大小约 5.0 cm×2.6 cm，CT 值约 30 Hu，边缘可见细小毛刺，与纵隔关系密切，邻近支气管截断；左肺下叶胸膜下可见小结节影，直径约 0.5 cm；各级支气管通畅，无扩张与狭窄；双侧肺门不大，纵隔居中，其内未见肿大淋巴结。

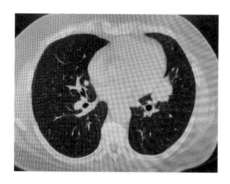

图 4-1　胸部 CT（2021 年 2 月 10 日）

手术情况：2021 年 2 月 23 日在全身麻醉下行胸腔镜下左全肺切除＋纵隔淋巴结廓清术，术中探查见肿物位于左肺上叶根部肺门处，侵及左肺下叶，如按预定方案行左肺上叶切除术则安全缘不充分，取肿物做术中病理回报为鳞状细胞癌。与家属交代病情后，经协商决定行左全肺切除术。

术后情况：术后病理提示为左肺上叶鳞状细胞癌、左肺下叶鳞状细胞癌，局部可见胸膜侵犯，各组淋巴结未见癌。患者术后恢复良好出院。

笔记

临床讨论

肺鳞状细胞癌是肺癌最常见的组织学类型，是发生于肺部（支气管）的上皮性肿瘤。恶性程度高，镜下多见细胞角化和（或）细胞间桥。

肺鳞状细胞癌多发生于 50 岁以上的老年男性，与吸烟有密切关系，其中 2/3 表现为中央型，1/3 表现为周围型，可伴空洞形成，位于中心时可呈息肉状突入或压迫支气管管腔。肺鳞状细胞癌生长缓慢，转移较晚，早期侵犯支气管黏膜，导致支气管管壁逐渐增厚，管腔狭窄，进而堵塞，出现阻塞性肺炎、肺不张、肺实变等。咳嗽是肺鳞状细胞癌最常见的症状，以咳嗽为首发症状者占 24% ~ 68%。我国国民吸烟率长期处于较高水平，且电子烟在青年人群中流行。由于吸烟是肺鳞状细胞癌的重要致病因素之一，故而在我国肺癌人群中肺鳞状细胞癌患者数量众多。

肺鳞状细胞癌患者的总体预后较差，即使采取了手术治疗和其他治疗，患者的 5 年生存率也只有 16% 左右。与肺腺癌相比，肺鳞状细胞癌晚期患者的预后较差，这是因为肺鳞状细胞癌在吸烟史、并发症、年龄和分子特征等诱发因素上与肺腺癌存在显著差异。另外，大多数肺鳞状细胞癌靶向药物的研制因其毒性或功效不足而失败。肺鳞状细胞癌与其他非小细胞肺癌临床特征上的不同及其靶向药物的研制失败使其成为一种极具挑战性的癌症。

对于少数中央型肺癌、肿瘤侵犯主支气管、相邻肺叶均受累的患者，往往需要行全肺切除术才能获得临床效果，达到根治；但全肺切除术后心、肺等部位出现各种并发症的概率较高，死亡率仍然居高不下（5% ~ 10%），手术风险亦较大。

笔记

19

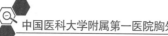

全肺切除术后患者的管理工作也是极其重要的。①全肺切除术后患者一旦清醒，有自主呼吸，立即给予夹管，以防纵隔摆动；②心电监护，及时发现心肺并发症；③加强抗感染治疗，鼓励患者咳嗽、咳痰，防止肺部感染，定期复查胸部 X 线片，注意观察胸腔积液量与其颜色变化；④此类患者往往伴有阻塞性肺炎，且胸腔粘连较多，术中需分离粘连，术后非外科性出血、渗液较多，肿瘤负荷引起的低蛋白血症者多见，可输注血浆或白蛋白纠正低蛋白血症，也可在一定程度上减少渗出量；⑤加强液体管理，控制输入液体量，适当应用利尿剂以减轻心肺负荷，防止发生肺水肿；⑥控制感染，定期复查胸部 X 线片、血常规和 C 反应蛋白，关注体温变化，及时升级抗生素。全肺切除术后心肺并发症一旦发生，死亡率明显升高。

全肺切除术后患者易发生支气管胸膜瘘，其危险因素有以下几点：①相较于肺叶切除，全肺切除术后残端缺乏周围组织保护、承受的压力大、气管分泌物更易在残端聚集等因素增加了支气管胸膜瘘的发生风险；②有学者通过 Meta 分析指出，支气管残端癌残留增加了肺叶切除、全肺切除后发生支气管胸膜瘘的风险。本例患者分别于术后 1 个月、4 个月时复查 CT，恢复较好。

许顺教授点评

本例患者肿瘤生长位置差，为中心型，需行全肺切除。左全肺切除对患者损伤较大，术后生活质量差，如行全肺切除一般需遵循以下原则：①术前应有病理，如无病理行全肺切除，如术后病理为良性，患者损失过大，有悖医疗原则。②应力求切除彻底，患者既然接受全肺切除，术者应该力求 R0 切除，包括淋巴结情况，术前应仔细评估，如对侧有难以清除的淋巴结行手术是不合适的，必要时可完善 PET/CT 评估肿瘤转移情况。

　　本例患者经术前仔细评估及交代风险后，行胸腔镜下左全肺切除术。手术顺利，打破了已往全肺手术无法行微创的观点。对于切除后的标本较大、不好取出的问题，本中心采用标本袋取出的方法，适当延长少许切口，然后在标本袋内剪开标本分块取出，从而最大限度地保证了手术的微创。

笔记

005
肺癌合并肺动脉冠状动脉瘘

病历介绍

患者，女，67岁，3个月前无明显诱因出现咳嗽，无痰，无胸背部疼痛，无胸闷、气短、乏力、发热、盗汗等。就诊于我院，行肺部CT检查提示左肺上叶肿物，为求进一步诊治入我科。自患病以来，患者饮食、睡眠可，大小便如常，体重无明显变化。

既往史、个人史：无肿瘤病史，无吸烟、饮酒史，无粉尘、污染物接触史。

辅助检查：肺部CT检查示左肺上叶可见结节，约2.2 cm×1.6 cm，边缘可见浅分叶和少量毛刺，邻近胸膜牵拉、凹陷，平扫CT值15 Hu；增强扫描可见强化，CT值42 Hu（图5-1）。检查结论：左肺上叶占位病变，请结合临床和原片。

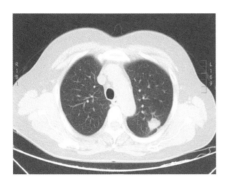
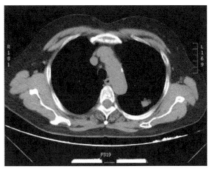

图 5 - 1　肺部 CT 检查

心脏彩超：主肺动脉近端外侧壁前方可见冠状动脉局限性增宽 2 ~ 3 mm，于肺动脉瓣上方主肺动脉近端可见细小瘘口，宽约 1.2 mm。该处探及少量冠状动脉至肺动脉反流信号，射血分数为 61%。结论：肺动脉冠状动脉瘘（较细，伴少量分流），静息状态下左室整体收缩功能正常。

心电图：窦性心律，正常范围心电图，心率 89 次/min。

冠状动脉 CT 和造影：LAD 冠状动脉瘘，LAD 发向肺动脉可能大，RCA 近段 30% 狭窄，LCX 未见异常（图 5 - 2）。

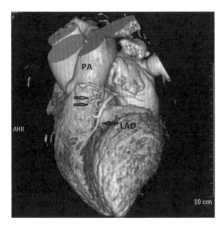
冠状动脉CT

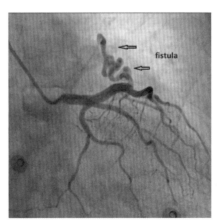
冠状动脉造影

图 5 - 2　冠状动脉 CT 和造影

手术情况：正中切口，行同期左肺上叶切除＋纵隔淋巴结清扫＋冠状动脉瘘缝扎术。

术后病理（图5-3）：镜下可见癌细胞呈不规则腺管状排列，核大深染，异型性明显。

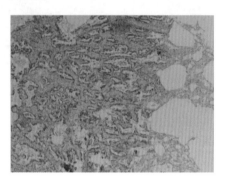

图5-3 术后病理

诊断：左肺上叶中分化腺癌（腺泡型50%，乳头型40%，微乳头型10%），建议行基因检测指导后续治疗；淋巴结未见转移。T2aN0M0，ⅡA期。

术后情况：术后患者未行基因检测，定期随访观察。现患者术后3年，定期复查，未见局部复发或者远处转移。

临床讨论

肺动脉冠状动脉瘘是一种少见的心脏疾病，是指一条或者多条冠状动脉与心腔或大血管之间的连接异常，与肺癌一起手术处理的情况罕有报道。该病例治疗期间，考虑患者自身的经济条件和本人意愿，未行分期冠状动脉瘘介入封堵＋胸腔镜微创肺癌根治术，而是行正中切口的同期左肺上叶切除＋纵隔淋巴结清扫＋冠状动脉瘘缝扎术，不失为一种勇敢的尝试。

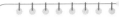

许顺教授点评

本例患者术前诊断为肺部占位，拟行常规肺癌手术，但是术前心脏彩超提示冠状动脉肺动脉瘘（较细，伴少量分流）。治疗组医师充分重视，请心脏外科会诊，决定联合行同期左肺上叶切除＋纵隔淋巴结清扫＋冠状动脉瘘缝扎术，此为罕见情况。虽然行正中切口对患者创伤较大，但是一并解决了肺部及心脏问题，同时也防止了肺部血管变异在肺癌手术中出现难以预料的出血情况，取得了良好的治疗效果。

006
右肺下叶腺癌合并侵袭性
胸腺瘤同期手术

📋 病历介绍

患者，女，32岁，5个月前因感冒于当地医院检查发现右肺肿物，未经系统诊治，现为求进一步诊治于我院门诊就诊。行肺部平扫3D-CT（64排）提示右肺下叶结节，占位性病变不除外；前上纵隔团块影，胸腺瘤可能性大。门诊以"肺肿物、纵隔肿物"收入我科。自患病以来，患者无发热，精神、饮食、睡眠可，大小便无明显异常，体重无明显改变。

个人史、家族史、既往史：无烟酒史、过敏史、粉尘接触史，无肝炎、结核病史，无家族史。

辅助检查：肺部平扫3D-CT（64排）提示双肺微小结节，右肺下叶结节，占位性病变不除外；前上纵隔实性肿物，胸腺瘤可能性大（图6-1，图6-2）。

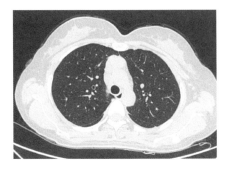
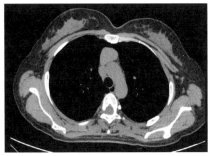

图6-1　前上纵隔见不规则团块影，呈融合状，
范围约4.1 cm×2.3 cm

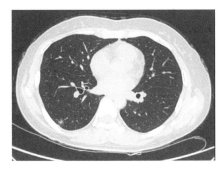
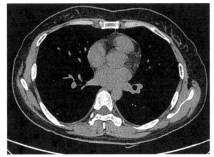

图6-2　扫描显示胸廓对称，右肺下叶（薄层195）
不规则小结节影，大小约0.8 cm×1.0 cm，
边缘毛糙可见毛刺，邻近胸膜牵拉、凹陷

手术情况：入院后完善各项术前检查，于2021年9月16日在全身麻醉下行胸腔镜下右肺下叶切除＋系统淋巴结清扫＋胸骨正中切口侵袭性胸腺瘤切除＋前纵隔脂肪切除术。

术后诊断：右肺下叶腺癌，侵袭性胸腺瘤。

术后病理：（右肺下叶结节）腺癌（贴壁型为主），未见胸膜侵犯，未见脉管神经侵犯；（前纵隔肿物）胸腺瘤（B2型）。

术后情况：患者术后恢复顺利，安全出院。

临床讨论

　　临床上同时罹患多种肿瘤的年轻患者少见，术前根据影像学资料，初步制定经右胸行胸腔镜下切除前纵隔肿物、右肺下叶结节手术方案。右肺下叶病灶术中病理提示浸润性腺癌，遂继续追加右肺下叶切除术、纵隔淋巴结廓清术，过程顺利。但在行前纵隔肿物切除时发现肿物与右侧无名静脉关系密切，在右胸胸腔镜下无法全面查看前纵隔肿物是否侵袭无名静脉、侵及范围和程度，如果贸然操作，一旦术中出现出血，难以及时控制。综合考虑，术中决定变换患者体位，将左侧卧位更换为平卧位，经正中切口继续完成前纵隔肿物及其周围脂肪扩大切除术。在操作过程中，发现肿物与无名静脉侧壁关系密切，切除肿物过程中，右侧无名静脉撕裂—0.5 cm左右破口，应用血管线缝合无名静脉，完整切除前纵隔肿物及其周围脂肪组织。

　　本例手术的经验教训是对于前纵隔肿物与无名静脉关系密切的手术切口的选择应慎重。经侧胸小切口入胸对于术中处理肿物侵袭的血管难度较大，对于年轻医师挑战较大，术前应做好充分的应对准备。本例患者年轻，同时患两种具有恶性生物学行为的肿瘤，应重点关注患者的预后走向，必要时完善基因检测，以便发现存在某种基因缺陷造成同时患两种恶性生物学行为肿瘤的情况。

许顺教授点评

　　侵袭性胸腺瘤是一种恶性肿瘤，起源于胸腺中的上皮细胞，通常具有侵袭性生长和转移的特点；其症状与一般肿瘤相似，包括胸

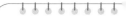

痛、咳嗽、呼吸困难、胸闷、体重下降、疲劳等。由于侵袭性胸腺瘤具有侵袭性生长和转移的特点，因此容易侵犯周围肺组织、食管、心脏及纵隔淋巴结等，对患者生命造成严重威胁。同时，该疾病容易出现远处转移，如转移到肺、骨、肝等部位。

而对于同时罹患肺癌和胸腺瘤的病例还是比较罕见。本例患者肺癌在右肺下叶，而胸腺瘤又有侵袭性，给治疗带来一定难度。正常肺下叶的微创肺手术开口应选在第 5 肋间，观察孔在第 7 肋间。而胸腺瘤一般是操作口在第 3 肋间，观察口在第 5 肋间，如选用肺切口，胸腺瘤的切除非常困难；如果直接选择正中切口，肺叶的切除又难于实现，故还是选用侧面第 5 肋间微创切口。术中肺叶切除过程顺利，而在探查胸腺瘤情况时发现肿瘤有侵袭，与血管关系密切，操作风险大，故再行正中切口切除胸腺瘤，有些遗憾。但术中还是应以患者安全为重，切莫盲目追求微创，造成难以控制的大出血。

007
非小细胞肺癌伴肌肉震颤

病历介绍

患者，女，69 岁，以"半年内出现逐渐加重的全身肌肉震颤症状，不受意志控制"为主诉于 2014 年 1 月就诊。患者偶有胸痛，无吸烟史，无高血压、冠心病、糖尿病等慢性病病史。

辅助检查（图 7 - 1）：胸部 CT 扫描显示右肺上叶空泡样病变，纵隔淋巴结未肿大。进行支气管镜检查，并行支气管镜活检诊断为腺癌。PET/CT 排除了其他部位转移。

手术情况：2014 年 3 月，患者行胸腔镜下右肺上叶切除 + 系统淋巴结廓清术，手术过程顺利。患者手术麻醉清醒后肌肉震颤症状即刻消失（图 7 - 2），于术后 1 周出院。

术后病理（图 7 - 3）：原发性肺腺癌，乳头状为主。免疫组化

笔记

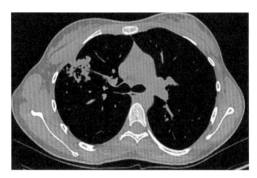
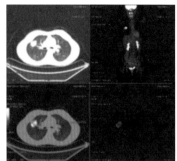
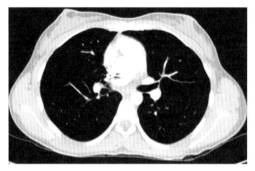

图 7 -1　胸部 CT 和 PET/CT

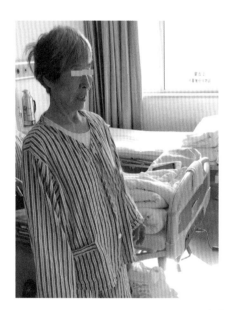
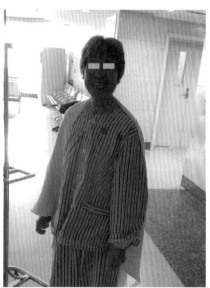

图 7 -2　患者手术前后对比

显示肿瘤细胞 TTF-1（＋），P63（－），Ki-67（70%＋）。

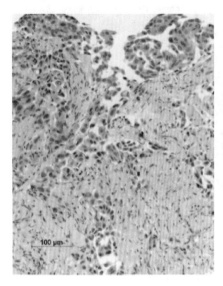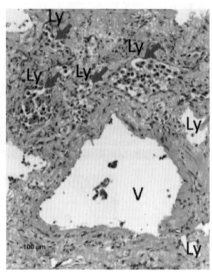

图 7－3　术后病理

基因检测：基因测序显示 *EGFR*、*KRAS* 和 *BRAF* 基因未发生突变，而荧光原位杂交（fluorescence in situ hybridization，FISH）显示57% 的细胞中存在 *EML4-ALK* 重排。

临床讨论

近年来，无论是在世界范围内还是在我国范围内，肺癌的发病率都呈上升趋势，而且随着公众对肺癌的警惕性提高和高分辨率CT 的出现，越来越多的早期肺癌患者被筛查出来。但有一些肺癌是以一些肺外表现为首发症状，并不一定使人第一时间联想到是肺癌。其实，肺癌的肺外症状即神经系统副肿瘤综合征（paraneoplastic neurological syndrome，PNS），也是较为常见的，一般发生率为10%～20%。有的肺癌细胞能分泌一些激素、抗原、酶等具有特殊活性的物质，从而引发 PNS。如肥大性骨关节病，临床较为多见，主要表现为杵状指、骨关节肥大，发生率约为所有肺癌的25%，多见于非小细胞肺癌，肿瘤切除后，症状可减轻或消失，若复发可能会再次出现；再如异位激素分泌综合征，少数肺癌患者以此为首发症状，常表现为指端疼痛无力、走路歪斜、男性乳房发育、阴茎异常勃起、恶心、呕吐、哮喘发作等。Sigel 和 Alexander 等也报道过小细胞肺癌患者伴随肌肉震颤症状，但国内极少有闻。

PNS 的治疗主要基于专家意见，目前还没有临床试验来比较疗效。主要治疗潜在的原发恶性肿瘤，这得到了多个病例系列的支持，被确认为稳定或改善 PNS 的主要方式。由于化疗和放疗往往有延迟效应，额外的免疫调节治疗经常被同时用于治疗 PNS。欧洲一项大型 PNS 系列研究发现，最常用的 PNS 治疗方法为皮质类固醇治疗（33.4%）、静脉注射免疫球蛋白（22.9%）、血浆置换（7.2%）和免疫抑制剂治疗（6.4%，如利妥昔单抗和霉酚酸酯）。同一系列研究发现，最常用的肿瘤治疗方法是化疗（51.2%）、手术（30%）和放疗（23.7%）。本例患者肌肉震颤明显，是首发症状，在肿瘤切除后立即消失，证明此症状和肿瘤相关，但具体原因尚不明了。这提示我们肺癌的肺外表现是多种多样的，也进一步说明了定期体检筛查、完善肺部 CT 的重要性。

许顺教授点评

副肿瘤综合征，是指由于肿瘤的产物（包括异位激素的产生）异常的免疫反应（包括交叉免疫、自身免疫和免疫复合物沉着等）或其他不明原因，引起内分泌、神经、消化、造血、骨关节、肾脏及皮肤等系统发生病变而出现相应的临床表现。这些表现不是由原发肿瘤或转移灶所在部位直接引起的，而是通过上述途径间接引

笔记

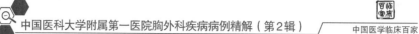

起，故称为副肿瘤综合征。

本例患者出现肺部肿物合并肌肉震颤，这在腺癌的副肿瘤综合征中比较少见。于我科行腔镜下右肺上叶切除＋系统淋巴结廓清术，术后肌肉震颤症状消失。我也治疗过表现为反复低钠的副肿瘤综合征，患者在切除肺部肿物后钠水平即恢复正常。该病例提示肺癌的副肿瘤综合征可能表现为多种形式，在临床工作中，需更全面的分析病情。

第二章　肺癌联合辅助治疗

008
肺腺癌新辅助靶向治疗
联合手术治疗

病历介绍

患者，女，67岁，以"检查发现左肺下叶占位性病变4个月，确诊左肺下叶腺癌3个月，靶向新辅助化疗3个月"为主诉入院。患者4个月前因咳嗽、前胸后背痛就诊于当地医院，行肺部CT检查提示左肺球型片状实影，予以抗感染治疗10天，复查肺部CT见病灶较之前无明显改变，患者自述症状稍好转。后患者于我科住院治疗，询问患者后了解到其近期有劳累后胸痛、胸闷发作情况，行冠脉CT血管成像（computed tomography angiography，CTA）提示左回旋支重度狭窄，进一步转入心内科，行心脏造影检查，提示患者需行经皮冠状动脉介入术（percutaneous coronary intervention，PCI）。同时行肺部病灶穿刺活检，病理提示为腺癌，行基因检测提示

笔记

EGFR21（+）。后患者于心内科行冠状动脉支架治疗，同时口服吉非替尼，每月定期复查，肺部CT提示病灶较前略有减小（图8-1，图8-2）。1个月前再次复查肺部CT提示病灶较前一次略增大（图8-3）。现患者为求手术治疗入住我科。自患病以来，患者出现咳嗽，无低热、乏力，精神、睡眠尚可，饮食良好，大便偶尔困难，体重无明显改变。

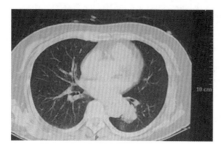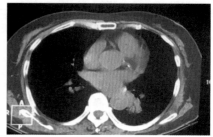

图8-1 口服吉非替尼1个月时肺部CT检查

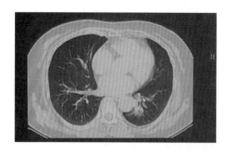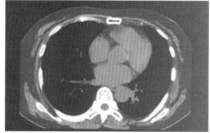

图8-2 口服吉非替尼2个月时肺部CT检查

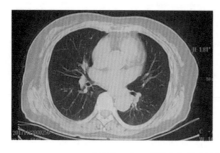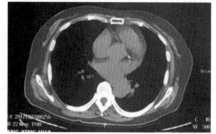

图8-3 口服吉非替尼3个月时肺部CT检查

笔记

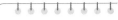

既往史、个人史：冠状动脉支架置入术后4个月，无吸烟、饮酒史，无粉尘、污染物接触史。

辅助检查：血生化、心肺功能检查未见明显异常。

肺部CT增强扫描（首次入院）：左肺下叶肺门旁可见团块影，大小约3.5 cm×2.4 cm，其内可见支气管气象；左肺下叶后基底段、背段支气管受压，恶性不除外；纵隔淋巴结略增大（图8-4）。

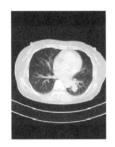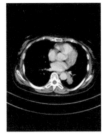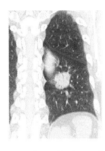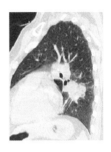

图8-4　肺部CT增强扫描（首次入院）

PET/CT（首次入院）：左肺下叶近肺门软组织影，最大径约为36 mm，FDG摄取不均匀增高，近心端为著，最大标准摄取值（maximum standard uptake value，SUV_{max}）为8.3，延迟显像SUV_{max}为12.3，左肺下叶占位恶性可能性大（图8-5）。

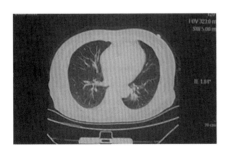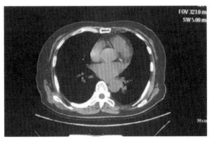

图8-5　PET/CT检查（首次入院）

胸部CT（再次入院）：胸廓对称，左肺下叶可见不规则团片影，大小约2.4 cm×1.3 cm，边缘毛糙，平扫CT值约52 Hu，增强后CT值约75 Hu；左肺下叶胸膜下可见微小结节影；双肺可见索条影，余各级支气管通畅，无扩张与狭窄；双侧肺门不大，纵隔居中，其内可见略增大淋巴结（图8-6）。

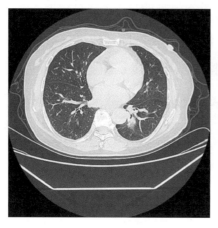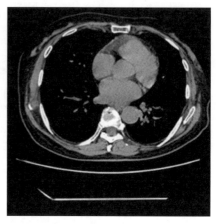

图8-6　胸部CT（再次入院）

余全身各部位检查均未见异常。

cTNM：T2aN0M0。

手术情况：行胸腔镜下左肺下叶切除＋纵隔淋巴结廓清术。

术后病理：高分化腺癌（以贴壁生长方式为主），第7组、第8组、第10～第14组淋巴结未见癌（图8-7）。

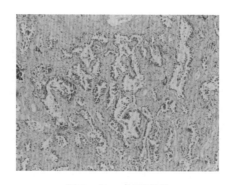

图8-7　术后病理

确定诊断：左肺下叶腺癌；pTNM：T2aN0M0，ⅠB期。

术后情况：术后给予抗感染等治疗，患者恢复良好，于术后第5天拔除引流管出院。随访至术后15个月，无复发和转移。

临床讨论

肺腺癌是肺癌的一种，属非小细胞肺癌。肺腺癌较容易发生于女性和不吸烟者，近年来发病率逐渐上升，已超过肺鳞癌，成为发病率最高的非小细胞肺癌。肺腺癌起源于支气管黏膜上皮，少数起源于大支气管的黏液腺。多数肺腺癌起源于较小的支气管，为周围型肺癌。早期一般没有明显的临床症状，往往在体检时被发现，表现为圆形或椭圆形结节，一般生长较慢，但有时早期即发生血行转移，淋巴结转移则发生较晚。

肺癌作为发病率和死亡率位居第一的恶性肿瘤，其患病人数仍在逐年上升，但据最新数据显示，肺癌死亡率近年来出现下降趋势，这很大程度上得益于靶向治疗技术的突破进展。靶向治疗可以特异性识别已知突变的肿瘤细胞，通过阻断其信号通路，抑制和靶向杀伤肿瘤细胞。目前发现的主要突变靶点如 EGFR、ALK、ROS1、NTRK 等均已有获批的靶向药物，作用于其他突变靶点的相关药物的临床试验也正在进行中。EGFR 是原癌基因 *C-erbB-1* 的表达产物，是一种跨膜蛋白，也是表皮生长因子受体家族的第 1 个成员。*EGFR* 基因位于第 7 号染色体短臂上，有 28 个外显子，其中 *EGFR* 酪氨酸激酶区域的突变主要发生在 18 ～ 21 外显子。基础研究发现，*EGFR* 基因突变在临床特征上主要集中在一些优势人群中，如亚裔、女性、非吸烟者。

靶向药物的术后辅助化疗已被证实可增加肺腺癌患者的术后受益，同时术前新辅助靶向药物的使用也使原本不可切除的患者获得了可以进行手术的机会，进而增加了患者的生存受益。手术切除是早期非小细胞肺癌患者首选的治疗手段。然而，即使完整切除肿瘤

笔记

后，患者的长期生存也不甚理想，其中除肿瘤本身因素外，术后短期、长期相关并发症的发生对其也有很大影响。因此对于治疗策略、手术时机的把握至关重要。本例患者的病灶虽然是可以切除的，但是第1次入院时手术风险较大，综合考虑患者情况，需优先行心脏疾病的治疗。在此病例中，靶向药物的使用更多的是一种妥协性的靶向新辅助化疗：通过靶向药物的使用控制肺部疾病的发展，在此期间使患者的心脏疾病得到控制和治疗，再次入院行肺部手术时，极大地降低了手术风险，从另一个角度增加了患者的受益。

许顺教授点评

随着新型肺癌辅助药物的研发，一些新的免疫及靶向药物也投入新辅助方案中来。本例患者肺部肿瘤病理诊断明确，但由于心脏方面的问题无法立即手术，从而被迫选择了先进行心脏方面的治疗。同时在此期间积极使用靶向药物对肿瘤进行控制，反映了肿瘤个体化治疗的先进思路。同时，从治疗效果可以看出，新辅助确实缩小了肿瘤及淋巴结，降低了部分手术难度，为此类患者的成功治疗案例。

参考文献

1. SIEGEL R L, MILLER K D, JEMAL A. Cancer statistics, 2020. CA Cancer J Clin, 2020, 70(1): 7 – 30.

2. WU Y L, ZHANG L, KIM D W, et al. Phase Ⅰb/Ⅱ study of capmatinib (INC280) plus gefitinib after failure of epidermal growth factor receptor (EGFR) inhibitor therapy in patients with EGFR-mutated, MET factor-dysregulated non-small-cell lung cancer. J Clin Oncol, 2018, 36(31): 3101 – 3109.

笔记

3. XIONG L W, LI R, SUN J Y, et al. Erlotinib as neoadjuvant therapy in stage ⅢA （N2）EGFR mutation-positive non-small cell lung cancer：a prospective，single-arm，phase Ⅱ study. Oncologist, 2019, 24(2)：157 - e64.

4. COLOMBO J, ARENDAR I, PASTORINO U, et al. Unexpected postpneumonectomy exertion-induced acute right heart failure. Tumori, 2018, 104(6)：NP61 - NP67.

笔记

009
左肺上叶腺癌靶向治疗 pCR 后手术

病历介绍

患者，女，50 岁，以"检查发现左肺上叶占位病变 1 个月"为主诉入院。

个人史：无特殊。

辅助检查：血生化、心肺功能检查未见明显异常。肺部 CT 检查可见左肺上叶较大肿物，与附近淋巴结肿大融合（图 9-1）。余全身检查均未见异常。

诊疗经过：经术前穿刺明确诊断为腺癌。进一步行基因检测示 *ALK*（+），遂给予阿来替尼 600 mg、每天两次口服，2 个月后复查肺部 CT 可见肿物及淋巴结较前缩小（图 9-2）。考虑病变、转移淋巴结均明显好转，遂决定行手术治疗。

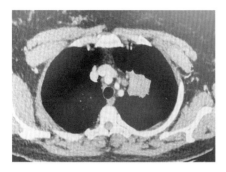
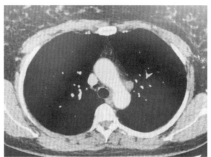
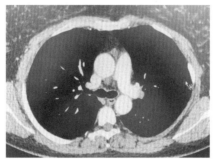

图 9-1　肺部 CT 检查

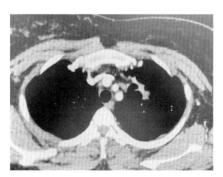
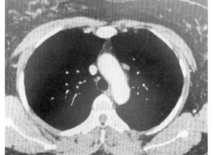
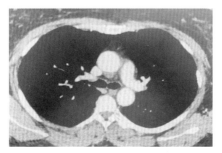

图 9-2　肺部 CT（2 个月后）

手术情况：行胸腔镜下左肺上叶切除＋纵隔淋巴结廓清术。术后病理提示未见确切癌组织（图9-3）。

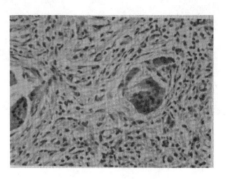

图9-3　术后病理

术后情况：术后患者定期复查，至今未见复发、转移。

临床讨论

本例患者术前影像学提示多组N2淋巴结转移，直接手术需要行左全肺切除，遂决定行新辅助治疗。经阿来替尼治疗2个月后，情况明显好转，故给予手术治疗。术后病理提示病理学完全缓解（pathologic complete response，pCR），效果较好。术后患者因经济原因未继续口服阿来替尼，定期复查。

许顺教授点评

随着新药物的研发，肺癌的术前新辅助治疗也在不断探索。对于一些不适合手术的患者，新辅助治疗可以缩小肿瘤及淋巴结，降低手术难度。本例患者为腺癌，但是存在ALK突变，采用了阿来替尼进行辅助治疗。令人惊叹的是，用药后患者的病灶缩小非常明显，以至于病灶的常规病理未见癌组织，达到了pCR，是个成功的新辅助＋手术治疗的案例。针对类似的案例，在治疗策略上也存在争议，如有的人提出来既然已经无肿瘤存在，那么可不可以不行手术治疗。对于此类患者行手术治疗究竟有无获益等相关问题的探索还有待于更大样本的临床数据验证。

010
中心型鳞癌化疗联合免疫
治疗 pCR 后手术

📋 病历介绍

患者，男，64岁，以"检查发现右肺中心型占位病变2个月"为主诉入院。

个人史：无特殊。

辅助检查：血生化、心肺功能检查未见明显异常。肺部CT检查可见右肺中心型占位，与周围淋巴结肿大融合（图10-1）。余全身检查均未见异常。

诊疗经过：经术前穿刺明确诊断为鳞癌。遂给予特瑞普利单抗 240 mg d1、培美曲塞二钠 950 mg d1、卡铂 640 mg d1 联合治疗，3个周期后复查肺部CT（图10-2），考虑病变、转移淋巴结均明显好转，遂决定行手术治疗。

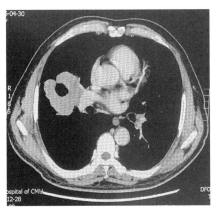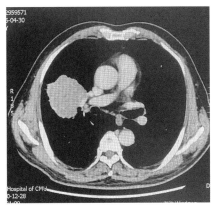

图 10 - 1   肺部 CT 检查

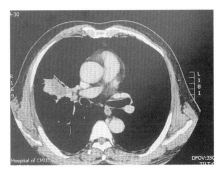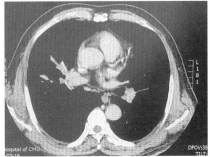

图 10 - 2   复查肺部 CT

手术情况：行胸腔镜下右肺中上叶切除＋纵隔淋巴结廓清术。术后病理示肿物内未见确切异形细胞，符合辅助治疗后改变，淋巴结未见癌（图 10 - 3）。

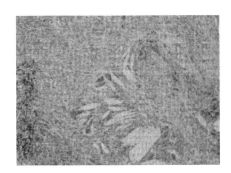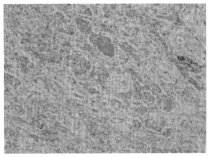

图 10 - 3   术后病理

术后情况：术后患者定期复查，至今未见复发、转移。

临床讨论

本例患者术前影像学提示病变累及右肺动脉主干，直接手术需行右全肺切除，遂决定行新辅助治疗。经3个周期化疗+免疫治疗后，情况明显好转，故给予手术治疗。术后病理提示 pCR，效果较好。术后嘱患者继续化疗+免疫治疗巩固疗效。

许顺教授点评

该病例术前影像学显示肿瘤侵袭严重，无法直接行手术治疗，故术前采用新辅助治疗，方案为化疗联合免疫治疗。此免疫药物为特瑞普利单抗，为首个国产 PD-1 单克隆抗体，是我国企业独立研发、具有完全自主知识产权的创新药物。2018年12月17日，国家药品监督管理局有条件批准首个国产 PD-1 单克隆抗体——特瑞普利单抗注射液上市，用于治疗既往标准治疗失败后的局部进展或转移性黑色素瘤。2022年9月，特瑞普利单抗联合化疗一线治疗非鳞状非小细胞肺癌的新适应证申请获得批准。

患者在使用特瑞普利单抗治疗3个疗程之后，复查 CT 见患者病灶较前缩小明显，给予根治性手术切除，术后病理回报为 pCR，疗效令人振奋。同时也说明国产药物在免疫治疗这一块较前也有长足进步。

011
左肺鳞癌化疗联合免疫治疗 pCR 后手术

病历介绍

患者，男，56 岁，以"咳痰带血 2 个月，检查发现左肺占位病变 1 个月"为主诉入院。

个人史：无特殊。

辅助检查：血生化、心肺功能检查未见明显异常。肺部 CT 提示左肺上叶肿物，与周围淋巴结关系密切（图 11 – 1）。余全身检查均未见异常。

诊疗经过：经术前气管镜明确诊断为鳞癌。遂给予白蛋白结合型紫杉醇 200 mg d1、d8 及卡铂 600 mg d1、卡瑞利珠单抗 200 mg d8 联合治疗，3 个周期后复查肺部 CT（图 11 – 2），考虑病变、转移淋巴结均明显好转，遂决定行手术治疗。

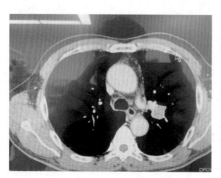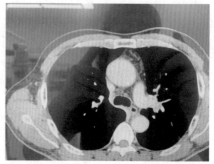

图 11-1　肺部 CT 检查

手术情况：行胸腔镜下左肺上叶切除＋纵隔淋巴结廓清术。术后病理提示炎性背景基础上大量坏死组织，未见确切异形细胞（图11-3）。

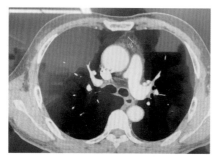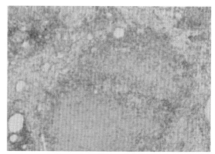

图 11-2　复查肺部 CT　　　　　　　图 11-3　术后病理

术后情况：术后患者定期复查，至今未见复发、转移。

临床讨论

本例患者术前影像学提示病变累及左肺动脉主干，直接手术需行左全肺切除，遂决定行新辅助治疗。经 3 个周期化疗＋免疫治疗后，情况明显好转，故给予手术治疗。术后病理提示 pCR，效果较好。嘱患者定期复查。

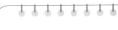

许顺教授点评

这几个病例都是新辅助治疗后施行根治性手术，并取得良好效果的典范。该病例采用的是化疗联合免疫治疗，使用的免疫药物是卡瑞利珠单抗。卡瑞利珠单抗也同样是我国原研的免疫药物。国家医保局、人力资源社会保障部公布《国家基本医疗保险、工伤保险和生育保险药品目录（2020 年）》中，我国自主原研 PD-1 抑制剂卡瑞利珠单抗成功进入，用于晚期肺癌、肝癌、食管癌和霍奇金淋巴瘤的治疗。本病例的治疗效果也同样证明了我国自主研发的免疫治疗药物也有着卓越的治疗效果，值得临床推广应用。

笔记

012
手术联合靶向治疗双肺多发磨玻璃密度结节（一）

病历介绍

患者，男，65岁，以"体检发现双肺内结节2年"为主诉入院。患者2年前体检时肺部CT提示双肺内结节，定期复查。1个半月前复查肺部CT提示左肺上叶结节增大，后给予头孢类抗生素抗感染治疗半个月，复查肺部CT提示结节未见明显变化，现患者为求进一步治疗至我院就诊。自患病以来，患者无发热，咳嗽，咳白痰，略有胸闷，无胸痛，饮食、睡眠可，大小便正常，体重无明显变化。

既往史：糖尿病病史3年，血糖控制可。

个人史：吸烟史45年，每日10支。

辅助检查：胸部CT示左肺上叶团片影，范围约1.6 cm×1.5 cm，其内可见多发小支气管影，实性成分 CT 值约 55 Hu，病灶边缘不光滑，可见多发毛刺、胸膜凹陷征；右肺下叶可见磨玻璃密度结节，直径约 1.2 cm，其内可见扩张支气管影，纵隔窗未见明显实性成分（图 12 - 1）。

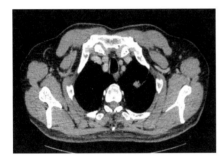
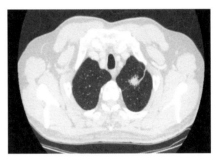
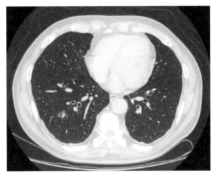

图 12 - 1　胸部 CT

余全身各部位检查未见异常。

术前诊断：左肺上叶占位性病变，右肺下叶磨玻璃结节，糖尿病。

手术情况：胸腔镜下探查见肿物位于左肺上叶尖段，有胸膜凹陷。切除左肺上叶固有段。手术台下剖开肿物，剖面呈灰白相间，大小约 3.5 cm×2.5 cm×1.5 cm。送术中冰冻病理回报为腺癌。行系统淋巴结清除。

常规病理（图 12 - 2）：中分化腺癌（腺泡型约占 80%，贴壁型约占 20%），未见明确胸膜侵犯。淋巴结未见癌。

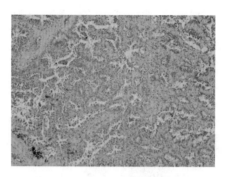

图 12 -2　常规病理

基因检测：*EGFR exon21*：*c. T2573G*：*p. L858R* 基因位点突变。

术后情况：术后患者应用吉非替尼辅助治疗，术后 1 年复查肺部 CT 提示右肺下叶磨玻璃结节明显缩小。应用靶向药物治疗前后对比如图 12 -3 所示。

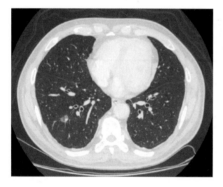
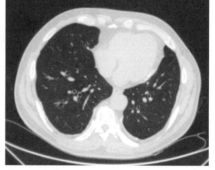

治疗前　　　　　　　　　　　　　　　治疗后

图 12 -3　应用靶向药物治疗前后对比

临床讨论

　　非小细胞肺癌是较为常见的一种恶性肿瘤。随着肿瘤分子生物学和人类基因组学的不断发展，学者对肺癌的发生、发展、侵袭的分子机制和一些生物信息传导通路的认识得到进一步加深。能诱发和加速肺癌生长的关键蛋白的发现，使肺癌治疗的重点研究领域转

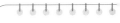

移到针对肺癌驱动基因的靶向治疗。肿瘤分子病理机制研究表明，EGFR 的活化促进了肿瘤的增殖与进展，包括肿瘤细胞增殖、新生血管形成、肿瘤侵袭和转移等。靶向药物通过抑制酪氨酸激酶活性阻断信号传导，进而抑制肿瘤细胞增殖、侵袭和转移，已被广泛应用于非小细胞肺癌的二线和维持治疗。

近年来，肺部多发磨玻璃密度结节（ground glass nodules，GGN）被越来越频繁地诊断，20%～30% 切除的 GGN 病变伴有其他多发较小的肺内 GGN 病变。肺多发 GGN 手术切除的病灶多数为腺癌或癌前病变，生物学行为属于惰性。根据 GGN 的位置、大小和数量，可以考虑亚肺叶切除和肺叶切除，双侧病变可以考虑同期或分期手术。肿瘤热消融是肺多发 GGN 的治疗方法之一。

胸腔镜手术：①切口选择：GGN 首选治疗方式是胸腔镜手术，包括单孔胸腔镜、二孔胸腔镜、三孔胸腔镜、剑突下胸腔镜等。②手术原则：A. 主病灶优先，兼顾次病灶。B. 同一肺叶双原发或多原发结节：同期手术，多采用肺叶切除。C. 同侧不同肺叶单发病灶：若患者肺功能允许，可采取同期手术，一般较大病灶所在的肺叶行肺叶切除术，小病灶采取肺楔形切除；若两病灶较小，可采用不同肺叶的亚肺叶切除。D. 当病灶分别位于两侧肺叶时，选择分期切除的手术原则是：a. 先切除中心型、进展较快、病灶较大或伴有纵隔、肺门淋巴结转移的主病灶，后切除周围型、进展较慢、病灶较小或无淋巴结转移的其他病灶。b. 先切除对预后影响较大的病灶，如体积较大、密度较高、实性成分较大、恶性征象明显、分期较晚的病灶。c. 两次手术间隔时间太短不利于患者初次手术后的恢复，还会增加二次手术的风险；而间隔时间太长又会增加未切除侧病灶进展和转移的风险，一般两次手术的时间间隔应在 4～6 周。E. 选择同期切除手术需遵循的原则是：a. 安全：先切除范围小的一侧，确保对侧手术安全。b. 不安全：先切除主病灶，二期对侧手术。c. 系统淋巴结采样是必要的，它对延长肿瘤局部控制时间、提高治愈率、完善诊断分期均具有重要意义。③术后处理：多数 GGN 术后病理提示早期肺腺癌，不需要化疗和放疗。只有极少部分实性结节，如果病灶较大或合并淋巴结转移才需要化疗。目前还没有研究证实分子靶向药物治疗对 GGN 患者有好处，当肺功能低下无法切除时，才建议患者做基因检测，以便将来复发时考虑靶向治疗。同期多数原发 GGN 如因肺功能因素无法行根治性切除时，可考虑化疗。

许顺教授点评

近年来，随着大众健康意识的提高及更高分辨率、更薄层的 CT 出现，越来越多的磨玻璃结节被早期发现。肺磨玻璃结节指的是 CT 影像上，像磨砂玻璃质地的密度轻度增高的云雾状淡薄影。GGN 中的磨玻璃成分对应的是病理上的鳞屑样生长方式，异常增生的上皮细胞或分化良好肿瘤细胞以鳞屑样方式生长而形成影像上的磨玻璃影。判断一个磨玻璃样结节会不会癌变，要结合其大小、密度，以及在磨玻璃样结节的中央有无高密度影像、有无空炮征象及血管征象等。如果结节伴有明显分叶、空泡、胸膜凹陷征或明显实性成分的 GGN 则提示可能是恶性病变；随访过程中，如 GGN 增大，病灶密度变实，或兼有肿瘤微血管 CT 成像征时，提示恶性病变。随访过程中病灶消散或明显缩小者考虑炎症反应可能。

对于一些稍大的结节，是否需要手术，临床上一般将界限定于 8 mm。但是对于一部分患者，肺部的 GGN 是多发的，而且位置比较分散，手术无法全部切除。此时，可采用手术结合术后辅助治疗

笔记

的方法。本例患者切除了较大的左肺结节，同时术后基因检测提示适合靶向治疗，在治疗后复查右侧的结节也有缩小。同时，肺部结节的治疗策略可随时更改，对于比较小的 GGN，现在也可以有多种手段进行治疗，比如消融技术。在临床治疗上可以更强调个体化治疗，结合患者的意愿，选择最佳的治疗方案。

013
手术联合靶向治疗双肺多发磨玻璃密度结节（二）

病历介绍

　　患者，女，56岁，以"检查发现双肺占位性病变2个月"为主诉入院。2个月前因单位消毒后患者出现气道高反应，行肺部CT检查提示双肺存在占位性病变。患者于当地医院行头孢抗感染治疗10天，后复查行肺部CT增强扫描，提示病变未见明显吸收，完善PET/CT提示右肺上叶病变炎症可能性大。现患者为求进一步诊治于我院门诊就诊，行肺部CT提示右肺病变恶性可能性大，患者为求手术治疗入院。自患病以来，患者无发热、乏力、盗汗，无胸闷、气短、胸痛、呼吸困难等，睡眠、饮食可，体重未见明显改变。

　　既往史、个人史：否认高血压、冠心病、糖尿病等病史。既往行子宫肌瘤子宫全切手术，术后5年。无吸烟、饮酒史。无粉尘、工农业毒物、放射线物质接触史。

辅助检查：心电图正常；心脏超声正常，射血分数 58%；肺功能正常，可耐受手术，FEV_1 2.76 L，FEV_1/FVC 92.69%。

全身检查：当地医院 PET/CT 提示未见全身转移征象。

肺部平扫 3D-CT（图 15 – 1）：右肺中叶可见团片影，边界模

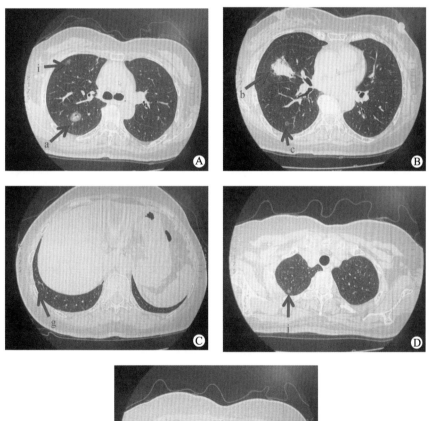

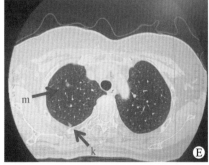

A. 右肺上叶病变 a、i；B. 右肺中叶病变 b，右肺下叶病变 c；C. 右肺下叶病变 g；D. 右肺上叶病变 j；E. 右肺上叶病变 k、m。

图 15 –1　手术前肺部平扫 3D-CT

糊，可见分叶、毛刺，范围约 4.2 cm×3.0 cm，相应支气管截断；双肺可见多发大小不一磨玻璃密度、混杂密度结节，大者位于右肺上叶、左肺上叶，直径分别约为 1.9 cm 和 1.6 cm，其内可见实性密度影、支气管走行；双侧肺门不大，纵隔居中，其内未见肿大淋巴结。

临床考虑：右肺中叶、双肺上叶占位性病变可能大。双肺多发小结节影，恶性不除外。

手术情况：胸腔镜下行右肺上叶切除＋右肺中叶切除＋右肺下叶背段部分切除＋纵隔淋巴结廓清术。

术后病理（图 15-2）：（右肺上叶占位性病变 a，a1，a2）腺癌（中分化，腺泡型为主），未见脉管神经、胸膜侵犯；（右肺中叶占位性病变 b，b1，b2）腺癌（中分化，腺泡型 70%，贴壁型 30%），未见脉管神经、胸膜侵犯；（右肺下叶结节 c、g）微浸润腺癌；（周围肺组织 d、e、h，支气管断端 f）未见癌；（右肺上叶结节 i、j）腺癌（腺泡型为主）；（右肺上叶结节 k）纤维化结节伴少许肺泡上皮异型增生；（右肺上叶病变 l）肺组织伴钙化。（右肺上叶病变 m）原位腺癌；L2(0/1)、L4(0/2)、L7(0/1)、L8(0/1)、L10(0/2)、L11(0/1)、L12(0/1)、L13(0/1)、L14(0/1)淋巴结组织未见癌。

图 15-2　术后病理

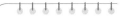

确定诊断：右肺上叶多发腺癌（T1bN0M0，ⅠA2 期）合并原位腺癌（0 期），右肺中叶腺癌（T2bN0M0，ⅡA 期），右肺下叶微浸润腺癌（TmiN0M0，ⅠA1 期）。

患者术后行 *EGFR* 基因检测提示 p. L858R 第 21 外显子错义突变，p. E746-A750del 第 19 外显子非移码缺失突变。

术后情况：术后病理分期提示患者需进一步口服靶向药物治疗。患者出院后继续口服奥希替尼治疗，分别于 2020 年 7 月 9 日、2020 年 9 月 17 日、2021 年 3 月 12 日、2021 年 9 月 9 日复查肺部 CT（图 15 – 3 ~ 图 15 – 6），提示患者右肺术后恢复良好，未见明显复发、转移征象；左肺于术前可见同时存在多发磨玻璃密度结节，口服奥希替尼后左肺上叶 1.6 cm 大小结节明显吸收减小。

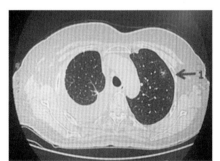

左肺上叶病变1

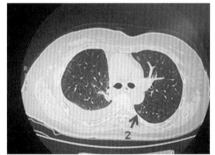

左肺上叶病变2

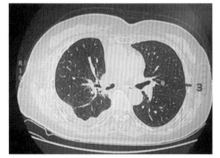

左肺上叶病变3

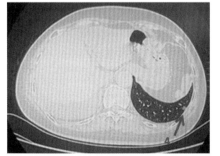

左肺下叶病变4

图 15 – 3　术后复查（2020 年 7 月 9 日）

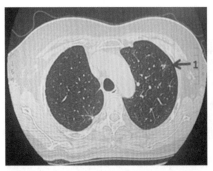 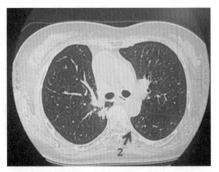

左肺上叶病变1（奥希替尼治疗3个月）　　左肺上叶病变2（奥希替尼治疗3个月）

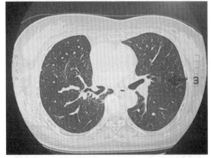 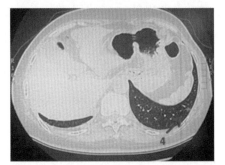

左肺上叶病变3（奥希替尼治疗3个月）　　左肺下叶病变4（奥希替尼治疗3个月）

图 15 –4　术后复查（2020 年 9 月 17 日）：左肺多发结节
均有所减小，病变 1、3 尤为显著

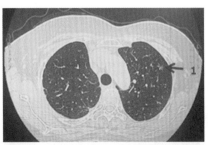 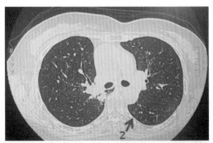

左肺上叶病变1（奥希替尼治疗9个月）　　左肺上叶病变2（奥希替尼治疗9个月）

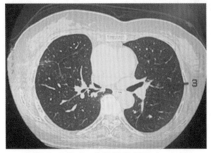 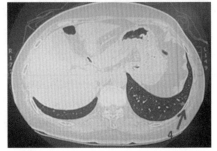

左肺上叶病变3（奥希替尼治疗9个月）　　左肺下叶病变4（奥希替尼治疗9个月）

图 15 –5　术后复查（2021 年 3 月 12 日）

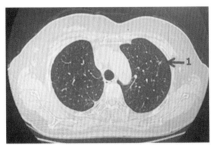
左肺上叶病变1（奥希替尼治疗15个月）

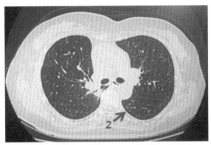
左肺上叶病变2（奥希替尼治疗15个月）

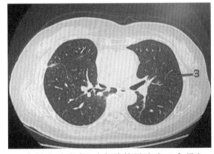
左肺上叶病变3（奥希替尼治疗15个月）

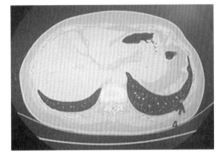
左肺下叶病变4（奥希替尼治疗15个月）

图 15 -6　术后复查（2021 年 9 月 9 日）

临床讨论

对于晚期非小细胞肺癌，以铂类为基础的双药化疗方案是标准的传统治疗方案，有效率仅为 17% ~ 32%，疾病进展时间（time to tumour progression，TTP）为 3 ~ 6 个月，总生存期（overall survival，OS）为 7 ~ 11 个月。肺癌的发生、发展与正常细胞基因突变有关。肿瘤的生长往往与功能性驱动基因突变有关。至今为止，研究发现肺腺癌中功能性驱动基因的突变率约为 60%，其中 *EGFR*、*KRAS* 基因突变和棘皮动物微管相关蛋白 4-间变淋巴瘤激酶（*EML4-ALK*）基因融合是最常见的功能性驱动基因突变，占 35% ~ 40%。

1. *EGFR* 基因：由 28 个外显子组成，编码 1186 个氨基酸，位于人类染色体 7p13 ~ q22 区。其是原癌基因 *C-erbB* 的表达产物，是

笔记

人表皮生长因子受体（human epidermal growth factor receptor，Her）家族成员之一。Her 家族在细胞生理过程中发挥重要的调节作用。*EGFR* 主要的突变发生在 4 个连续的外显子（18、19、20、21）上，每个外显子的突变率不同。当 18～21 外显子突变时，将导致细胞无限增殖。

2. *KRAS* 基因：是一种原癌基因，又称 P21 蛋白，位于 12 号染色体，是 *RAS* 基因家族成员之一，编码 KRAS 蛋白。KRAS 蛋白主要定位于细胞膜上，具有鸟苷三磷酸酶活性，还具有分子开关作用，在信号通路中发挥重要作用。突变后的 KRAS 蛋白不具有鸟苷三磷酸酶活性，与 GTP 结合后处于持续活化状态，从而导致细胞持续增殖。

3. *EML4-ALK* 基因融合：*EML4* 和 *ALK* 两个基因分别位于人类 2 号染色体的 p21 和 p23 带，相隔约 10 Mb。这两个基因片段的倒位融合能够使组织表达新的融合蛋白 EML4-ALK。通过体外克隆性转化试验和体内基因重组基础上的肺部选择性表达试验证实，不同的 *EML4-ALK* 融合突变体均具有恶性转化和致瘤能力。根据这些证据可以将 *EML4-ALK* 融合基因定义为肺癌的一种新型癌基因。

近年对 EGFR 家族受体的研究主要集中于 erbB1 和 Her-2，根据药物作用靶点和性质的不同，可将其分为酪氨酸激酶抑制剂（tyrosine kinase inhibitor，TKI）和单克隆抗体两类。

单克隆抗体可以特异性地识别受体的胞外区，与配体相互竞争，从而阻断 *EGFR* 家族的激活及其下游信号蛋白的磷酸化；还可引发受体的内吞降解，减少受体密度，从而减弱细胞生长信号的传导。

酪氨酸激酶抑制剂可以进入细胞内，直接作用于 EGFR 家族受体的胞内区，干扰三磷酸腺苷结合，阻断激酶的自身磷酸化，从而阻断异常的信号传导，产生抑瘤效果。厄洛替尼、吉非替尼、埃克替尼等属于第一代 EGFR-TKI 靶向药物；第二代 EGFR-TKI 靶向药物有阿法替尼、达克替尼。第一代、第二代靶向药物虽然疗效显著，但 2/3 的患者都会在使用药物 1～2 年后出现抗药性，并且 50%～60% 患者的 EGFR 抑制剂耐药与 *T790M* 突变有关。奥希替尼作为具有代表性的第三代 EGFR-TKI 靶向药物，是首个针对 *EGFR* T790M 突变的肺癌药物，能靶向治疗非小细胞肺癌的 *EGFR* 基因突变（包括 18、19、21 突变）和 EGFR-TKI 获得性耐药（T790M 突变）。

在本例中，术后予以第三代靶向药物奥希替尼，对患者术后肺癌巩固治疗起到良好的作用。一方面，患者在治疗右肺肿瘤的同时，左侧存在的多发结节在服用奥希替尼后同样出现了明显的吸收。患者左肺结节呈磨玻璃密度结节（图 15 – 7），提示肿瘤为原发可能性大；而左肺原发肿瘤在术后口服靶向药物后出现吸收也进

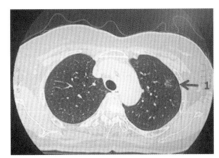
左肺上叶病变1

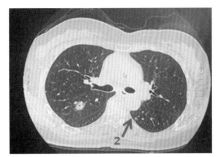
左肺上叶病变2

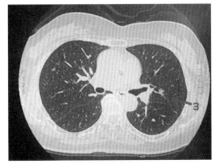
左肺上叶病变3

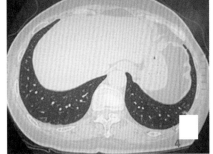
左肺下叶病变4

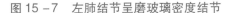

图 15 – 7　左肺结节呈磨玻璃密度结节

一步提示两者存在相同基因位点突变。另一方面，患者左肺仍存在结节，未见明显吸收，提示患者多原发肿瘤驱动基因不尽相同。当多原发肿瘤在双肺无法一并根治切除时，可在术后尝试靶向药物治疗，这对手术无法一并切除的原发肿瘤或有一定的治疗效果。

许顺教授点评

同之前的病例 12 一样，目前出现双肺多发磨玻璃结节患者数量很多，得益于群众健康意识的提高及高分辨 CT 的出现，相信在未来，此类病例会更加常见。对于此类患者，目前临床的处理需遵循个体化原则。目前我们中心对于单个结节较人、恶性风险较高者建议手术，同时可借助 CT 定位切除同侧的其他结节，力求一侧切净，一般不同时行双侧手术。对侧的病灶可行消融去除或者行靶向药物治疗。对于稍小病灶，可行消融手术，减少患者的手术痛苦。对于特别反感手术的患者，可以充分交代风险之后密切观察。

本例患者右肺上叶及中叶多发较大病灶，单独看都符合切叶标准，故选择手术治疗。而患者肺内还有数枚可疑恶性结节，无法全部切除，故在术后继续使用靶向治疗，取得了良好的治疗效果。

笔记

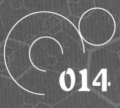

014
局部晚期肺鳞状细胞癌
新辅助化疗后行右肺
上叶袖状切除术

📋 病历介绍

患者，男，71岁，以"咳嗽伴咯血5个月，加重1周"为主诉入院。2020年6月患者于我科行支气管镜检查，诊断为鳞状上皮重度非典型增生，局部癌变。给予全腹CT增强扫描、颅脑MRI增强、骨发射型计算机断层成像（emission computerized tomography, ECT）等检查，未见明显转移。术前分期（cTNM）：T2N1～2M0，ⅡB～ⅢA期。于肿瘤内科行紫杉醇+顺铂新辅助化疗2个周期，现为求手术治疗入我科。自患病以来，患者饮食、睡眠可，大小便如常，近期体重未见明显下降。既往身体健康。

新辅助化疗前后胸部平扫3D-CT如图13-1所示。

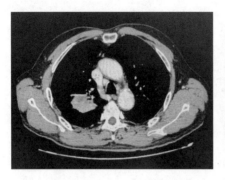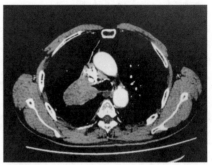

新辅助化疗后肺部肿物明显缩小，术前初步评估具备 R0 切除条件。

图 13-1　新辅助化疗前后胸部平扫 3D-CT 对比

纤维支气管镜检查和活检病理：（肺组织）鳞状上皮重度非典型增生，局部癌变（图 13-2）。

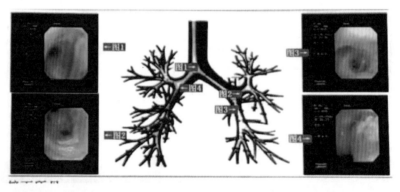

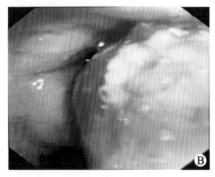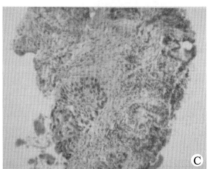

A、B. 纤维支气管镜检查：气管隆嵴未见异常，右肺上叶气管开口处见闭塞，黏膜隆起，气管闭塞，表面血管丰富，右肺间段间脊黏膜隆起、水肿，余气管未见异常；C. 活检病理。

图 13-2　纤维支气管镜检查和活检病理

脑、骨、肝、肾上腺检查提示无远处转移证据。

肿瘤系列：新辅助化疗前 Cyfra21-1 11.3 ng/mL，新辅助化疗 2 个周期后 Cyfra21-1 1.31 ng/mL。

手术情况：2020 年 8 月 20 日在全身麻醉下行胸腔镜下右肺上叶袖状切除 + 右半隆嵴成形 + 心包松解 + 纵隔淋巴结廓清术。

术后病理和免疫组化：（肺组织）鳞状细胞癌，第 2 组、第 4 组、第 7 组、第 10 组、第 11 组、第 12 组、第 13 组、第 14 组淋巴结未见癌。

术后情况：术后继续给予顺铂联合紫杉醇方案辅助化疗 4 个周期。随访 12 个月，患者无复发、转移迹象。

临床讨论

肺鳞状细胞癌多发于 50 岁以上的男性，且与吸烟有密切关系。约 2/3 表现为中央型，1/3 表现为周围型，肿物内可有空洞形成。中央型可呈息肉状突入或压迫支气管管腔。肺鳞状细胞癌生长相对缓慢、转移出现较晚，早期可侵犯支气管黏膜，导致支气管管壁增厚、管腔狭窄，进而堵塞，出现阻塞性肺炎、肺不张、肺实变等。淋巴结转移是肺鳞状细胞癌的常见转移途径。最常见的症状是咳嗽，以咳嗽为首发症状者占 24% ~ 68% 。肿瘤生长在管径较大、对外来刺激敏感的段以上支气管黏膜时，可产生类似异物样刺激引起的咳嗽，典型表现为阵发性刺激性干咳，一般止咳药常不易控制；肿瘤生长在段以下支气管黏膜时，咳嗽多不明显，甚至无咳嗽。纤维支气管镜检查可以获取病理学诊断，对确定病变范围、明确手术指征与方式有帮助，尤其对于中央型肺癌，是不可或缺的检查方法。

袖式肺叶切除术是指切除一段连续的支气管，再将相邻肺叶的次级支气管与主支气管进行端端吻合的手术。这类手术最初是用于不能耐受全肺切除的肿瘤患者，或者良性疾病患者，其优点是能有效地保留患者的肺功能。因此，有学者认为只要解剖学位置合适，对所有中央型非小细胞肺癌患者均可以进行袖式肺叶切除术。许多研究结果显示，袖式肺叶切除在肿瘤和淋巴结清除上与全肺切除大致相当，但是接受袖式切除术的非小细胞肺癌患者不仅生存率不低于全肺切除，而且拥有更好的生活质量。

许顺教授点评

由于化疗、靶向乃至免疫治疗药物等的飞速发展，肺癌的非手术疗法取得了良好的治疗效果。而对于一些局部晚期肿瘤患者，也产生了术前辅助治疗，其可缩小病灶从而使患者达到可以手术的可能。我们称之为新辅助治疗。

本例患者的病灶与二级隆嵴距离近，周围淋巴结肿大融合，一期手术难以达到根治，故行新辅助化疗后，复查 CT 见病灶缩小明显，于我科行右肺上叶袖状切除＋右半隆嵴成形＋心包松解＋纵隔淋巴结廓清术。手术切除范围较大，需谨慎，支气管镜对于手术切除范围的评估至关重要。同时，虽然辅助治疗后肿瘤缩小，但切除范围尽量按照辅助治疗前的边界切除，以减少复发可能性。袖式切除最大程度地保留了肺功能，患者较全肺切除术后有较高的生存质量。此类手术对支气管缝合技术要求较高，缝合时注意避免气管打折狭窄，以及膜部与软骨环相互对应，需外科医师努力提高缝合水平。术后如患者出现呼吸困难情况，应及时行纤维支气管镜检查查看吻合情况。

015 肺腺癌新辅助化疗后行肺叶切除和肺动脉干侧壁成形术

病历介绍

患者，男，60岁，入院前7个月体检发现左肺肿物，未治疗。1个月前出现咳痰，带血，就诊于我院。行肺部CT检查示左肺上叶肿物，肿物最大直径约3.5 cm，纵隔区多发肿大淋巴结将左肺动脉主干包绕，尖前支动脉被压迫近闭塞状。多学科会诊评估拟完整切除，需行左全肺切除，决定先给予新辅助治疗，再评估具体手术方式。

介入穿刺活检，病理显示腺癌（低分化），行基因检测未发现驱动基因阳性突变，无法行靶向治疗。在肿瘤内科给予化疗2个周期，方案为培美曲塞＋顺铂。后复查肺部CT提示肿物、淋巴结均明显缩小，系统检查评估后行左肺上叶切除＋肺动脉干侧壁成形＋

系统淋巴结廓清术。

个人史、家族史、既往史：吸烟每日 10 支，共 40 年。偶尔饮酒。无肿瘤家族史。无手术外伤史。

辅助检查：血生化、心肺功能检查无明显异常，全身检查无转移病灶。

胸部 CT（图 14-1）：左肺上叶尖后段见不规则团片影，大小约 3.6 cm×2.4 cm，平扫 CT 值约 35 Hu，增强后轻度强化，约 75 Hu，局部支气管欠通畅；纵隔居中，左肺门、纵隔见多发肿大淋巴结。

化疗后胸部 CT（图 14-1）：左肺上叶尖后段纵隔旁见不规则团片影，大小约 1.6 cm×2.4 cm，平扫 CT 值约 50 Hu，增强后不均匀强化，46~77 Hu；纵隔居中，左肺门见略增大淋巴结。

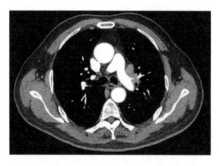 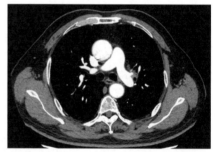

化疗前　　　　　　　　　　　　　化疗后

图 14-1　胸部 CT

术中情况：肿大淋巴结包绕左肺尖前支动脉，难以解剖分离，行左肺上叶切除＋肺动脉干侧壁成形＋系统淋巴结廓清术。

穿刺病理和免疫组化：腺癌（中低分化）；P63（-），P40（-），Napsin A（+），TTF-1（+），Ki-67（60%+），Synaptophysin（-）。

术后病理和免疫组化：新辅助治疗后瘤床内见少量腺癌细胞残留，周围伴大量组织细胞和间质纤维增生，间质内大量淋巴细胞浸润，伴局部坏死，邻近肺组织伴机化性肺炎和间质性肺炎表现，第 3～第 14 组淋巴结均未见癌。免疫组化：CK（ + ），CK7（ + ），P63（ - ），P40（ - ），Napsin A （局灶 + ），TTF- 1 （局灶 + ），Synaptophysin（ - ），Ki- 67 （约 10% + ），CD68 （组织细胞 + ），CK5/6（ - ）。

术后情况：术后继续予以培美曲塞 + 顺铂辅助化疗 4 个周期。随访 12 个月，患者无复发迹象。

临床讨论

肺癌是世界范围内发病率和死亡率最高的恶性肿瘤，手术是主要治疗手段，但很多患者在初始发现肺癌时肿物或转移淋巴结已侵及血管或周围重要器官，病情较晚，手术风险较大或不适合直接手术治疗。

肺癌的新辅助治疗是指在某些肿瘤处于局部比较晚的分期时，如肿瘤侵犯血管、大气管或较大的纵隔淋巴结转移，可以通过放疗、化疗、化疗 + 免疫治疗或靶向治疗等使肿瘤或转移的淋巴结缩小，与周围血管或重要结构分离，方便手术操作，或在手术过程中能够保留更多的肺组织，减少肺功能损失。如本病例通过新辅助化疗，能够保留左肺下叶，留存更多的肺功能，提高了生活质量。还有部分患者在经过新辅助治疗后的切除的病灶中发现肿瘤细胞完全消失，达到了完全病理缓解。

新辅助治疗不仅可以使肿瘤易于切除，还有可能将不可切除的肿瘤变成可切除的肿瘤，使部分患者重新获得手术机会。该治疗手段主要应用于ⅡA～ⅢB期患者，是目前临床治疗热点之一。有学者认为，化疗加免疫治疗的新辅助方案更适合该类患者，原因在于此时肿瘤、淋巴结的免疫环境仍然完整，免疫治疗能更好地发挥作用。

一般术前给予 2~4 个周期的新辅助治疗后，此时肿瘤有可能缩小，与血管、气管周围组织间隙显露改善。但也有少数患者在接受新辅助治疗后效果并不明显，甚至出现肿瘤增大的情况，仍然不适合手术治疗。

接受新辅助治疗的患者一般分期较晚，即便经过手术治疗，往往术后还需要继续进行化疗或靶向治疗，以降低复发的概率。

许顺教授点评

此例患者为肺腺癌，但位置靠近中心。一期手术难以根治切除，故行术前新辅助治疗。病灶位于左肺上叶，术前 CT 评估尖前支动脉与周围肿物及淋巴结肿大融合，可游离长度较短，处理困难。术中先切断支气管，两端缝合牵引线。最后处理与肺动脉干关系密切的肿瘤，由于无法分离足够长度，插入闭合器或结扎后用超声刀凝断。先使用无损伤血管钳将肺动脉主干一部分夹闭，用尖刀切除肿物，同时切除一部分肺动脉侧壁，而后将肺动脉连续缝合。最后使用支持线提起气管，使用闭合器闭合，此为处理此类肿瘤的一种方法。缝合肺动脉侧壁对缝合技术要求较高，风险较大，故可先游离控制左肺动脉主干，上阻断装置，一旦出血可以控制。同时对于此类患者在术前交代时要交代全肺切除风险，一旦出现难以控制的出血可行全肺切除术。

016
新辅助靶向治疗左肺上叶中心型占位肺癌

病历介绍

患者，女，57岁，以"检查发现左肺上叶肿物3个月"为主诉入院。患者于2020年3月因干咳行肺部CT增强扫描（图16-1），提示左肺上叶中心型占位性病变，局部侵袭尖前段动脉。于其他医院行纤维支气管镜取病理（图16-2），诊断为左肺上叶鳞癌，且存在*EGFR*突变阳性。口服盐酸埃克替尼2个月，复查肺部CT（图16-3）提示左肺上叶病灶明显缩小，为求手术治疗入我院。自患病以来，患者饮食、大小便正常，睡眠欠佳，体重无明显变化。

个人史：1999年行剖宫产手术，无吸烟史及其他部位肿瘤病史。

辅助检查：心肺功能检查、血生化检查无明显异常。初治CT

可见左肺上叶肿物，伴气管阻塞及左肺上叶不张（图16－1），辅助治疗后 CT 显示肿物明显缩小，同时不张的肺叶得到改善（图16－3），术前复查气管镜见图16－4。

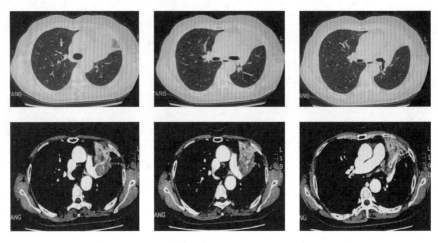

图16－1　我院 CT 增强扫描（2020 年 3 月 22 日）

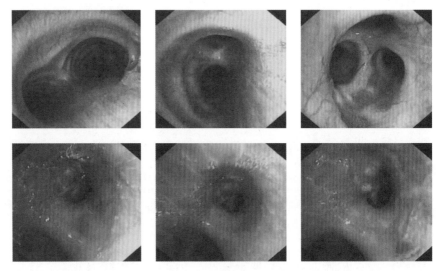

纤维支气管镜检查（检查前在鼻黏膜和咽部喷洒碳酸利多卡因行表面麻醉）示气管环清晰，黏膜正常，隆嵴锐利，血管纹理清晰，右肺支气管段以上开口正常，未见新生物；左上叶支气管管口见新生物质脆、易出血，管腔部分阻塞。病理诊断:(左肺上叶)结合免疫组化符合鳞癌。免疫组化结果：CK(+)，CK5/6(+)，P63(+)，TTF-1(－)，Ki-67 (70% +)。

图16－2　外院纤维支气管镜检查及其病理诊断

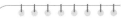

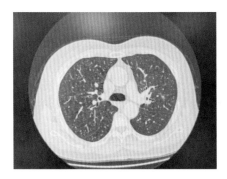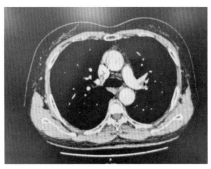

图 16 –3　CT 增强扫描（2020 年 5 月 21 日）

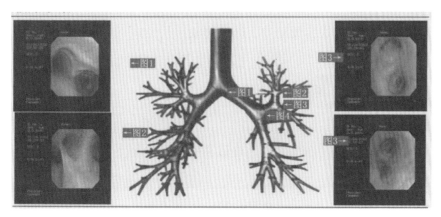

镜下所见：声门、隆嵴未见异常；左主支气管、左肺上叶支气管黏膜充血发红，左固有上叶可见多个纤维条索牵拉，管腔通畅；余气管镜所及支气管黏膜光滑，管腔通畅。

图 16 –4　术前气管镜检查

手术情况：2020 年 6 月 8 日在全身麻醉下行胸腔镜辅助左肺上叶切除＋纵隔淋巴结廓清术。

术后病理（图 16 –5）：（左肺上叶）腺癌（中—低分化，实性型为主），未见脉管神经侵犯。L7（0/2）、L8（0/2）、L9（0/1）、L11（0/1）、L12（0/1）、L13 ~ L14（0/1）淋巴结未见癌。

免疫组化：CK（ + ），CK7（ + ），P63（ + ），P40（散在弱 + ），Napsin A（ + ），TTF-1（ + ），CD56（ – ），Synaptophysin（ – ），Ki-67（70% + ）。

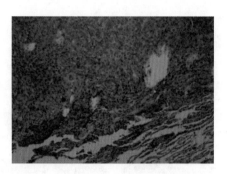

图 16 – 5　术后病理

术后给予盐酸埃克替尼 125 mg，1 日 3 次，口服。患者定期随诊复查，恢复良好，无复发、转移迹象。

临床讨论

肺癌是全球发病率和死亡率最高的恶性肿瘤。近年来，随着新型药物的出现和治疗模式的优化，肺癌患者的预后已有一定改善。新辅助治疗是指对潜在可接受手术切除的患者，先给予术前抗肿瘤治疗后再行手术治疗。术前新辅助治疗可以缩小肿瘤体积，降低肿瘤分期，并且可以杀灭患者机体中循环肿瘤细胞和微转移病灶，使患者远期生存受益。靶向治疗和免疫治疗已被应用于晚期非小细胞肺癌的一线治疗。靶向治疗可以特异性识别已知突变的肿瘤细胞，通过阻断其信号通路，抑制和靶向杀伤肿瘤细胞。吉非替尼的上市标志着肺癌治疗从传统的放、化疗时代开始逐渐步入精准治疗模式。靶向治疗比放、化疗更加精准，不良反应更少，且能显著延长患者无进展生存期（progression-free survival，PFS）。目前发现的主要突变靶点 *EGFR*、*ALK*、*ROS1*、*NTRK* 等均已有获批的靶向药物。理论上，新辅助治疗可以减少肿瘤负荷，达到术前降期的效果，使患者有机会接受根治性切除治疗，增加患者的手术获益；还可以清

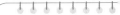

除术前患者机体内存在的微转移病灶，减少患者复发概率，有效延长患者生存期。

新辅助靶向治疗的疗效值得肯定，但仍存在一些问题值得特别关注。第一，有报道提示部分患者在新辅助治疗过程中，因肿瘤发生进展而无法接受后续治疗。医师需谨慎考虑术前新辅助治疗的潜在风险。第二，新辅助靶向治疗虽可以特异性杀伤肿瘤细胞，且不良反应较少，但其病理完全缓解率并不高。第三，新辅助靶向治疗或放、化疗对于较为早期（如 I 期）的非小细胞肺癌患者，应用价值并不突出。

针对本病例，有两个方面值得我们注意：①按照传统观念，肺部中心型占位病变以鳞癌常见，而术前的病理也证实了鳞癌的诊断，甚至经我院病理科复核均符合鳞癌。术后调取外院纤维支气管镜取材切片染色却发现明显的腺样结构。这就提示我们，在缺乏特异性免疫组化指标鉴别病理类型的时候，要尽量多取材，通过形态学特征加以区分。②无论何种病理类型，基因检测都是非常必要的，一旦存在敏感突变，临床医师就有更多的治疗方案可选择。

👤 许顺教授点评

本例患者为肺鳞癌，初治时较晚，病灶较大，侵及尖前支动脉，直接手术恐难以 R0 切除，故先行新辅助治疗。本例患者的特殊之处在于术前行基因检测，提示病灶存在 *EGFR* 突变，进而进行了靶向药物的辅助治疗。辅助治疗后效果良好，肿瘤及淋巴结缩小明显，而于我科行胸腔镜辅助左肺上叶切除 + 纵隔淋巴结廓清术。本病例提示我们鳞癌虽然基因突变的概率较低，但靶向治疗也不失

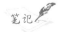

为一种治疗手段，而且部分病例存在良好的治疗效果。考虑本例患者为女性，患罹患鳞癌，与 *EGFR* 突变阳性也可能有关。在治疗过程中应和患者充分交代，给予患者知情权及选择权。我院术后病理也确实证实鳞癌，有条件患者应再行基因检测或 MRD 检测，密切随访病情变化。

第三章　肺部其他疾病

017
肺结核手术治疗

病历介绍

　　患者，女，52岁，以"检查发现右肺下叶结节5个月"为主诉入院。5个月前患者无明显诱因出现咳嗽，不伴咳痰、胸闷、气短、乏力、盗汗、前胸后背痛等症状。于我院复查肺部CT提示右肺下叶可见结节影，边界清晰，大小约1.9 cm×1.8 cm，其内可见钙化灶，CT值约36 Hu，增强扫描后轻度强化，其旁可见小结节影。口服中药治疗20天，具体不详。1天前复查肺部CT提示右肺下叶稍高密度灶，大小约1.9 cm×2.6 cm，邻近背段支气管及其分支不畅，周围肺野透过度增高，局部病变内可见钙化灶。现患者为求进一步诊治入我院就诊。自患病以来，患者精神、饮食、睡眠可，大小便如常，体重增加2 kg。

笔记

既往史、个人史：无特殊。

辅助检查：结核感染 T 细胞检测阳性，肺炎支原体 IgG 检测阳性，其余血生化检查未见明显异常。

肺部平扫 3D-CT 检查（图 17 - 1）：胸廓对称，双肺透过度降低，呈磨玻璃密度改变。右肺下叶背段（薄 IM 127）可见结节影，大小约 1.9 cm×2.6 cm，CT 值约 39 Hu，邻近背段支气管及其分支不畅，周围肺野透过度增高，局部病变内可见钙化灶；双肺可见多发微小结节影、索条影；余各级支气管通畅，无扩张与狭窄；双侧肺门不大，纵隔居中，其内可见多发小淋巴结；心脏大小正常，胸壁软组织未见异常。检查结论：右肺下叶结节伴支气管改变，考虑炎性肉芽肿性病变可能，必要时行 CT 增强扫描；双肺多发微小结节，随诊观察；双肺间质性改变；双肺陈旧病变。

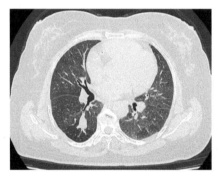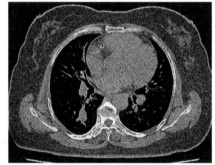

图 17 - 1　肺部平扫 3D-CT 检查

手术情况：2021 年 8 月 9 日在全身麻醉下行胸腔镜下右肺下叶切除＋胸腔粘连松解术。于右腋中线第 6 肋间取 1 cm 切口，置入胸腔镜光源探查，胸腔内广泛致密粘连，无胸腔积液。取右侧第 4 肋间前外侧切口，长约 8 cm。逐层切开入胸，松解粘连后再次探查，结节位于右肺下叶，表面胸膜正常。将右肺下叶结节移出，剖开结节，剖面呈黄白色，直径约 2.5 cm，内部有干酪样坏死物质。送冰

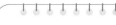

冻病理，回报为"坏死结节伴纤维化，不除外结核"。因粘连严重，术中出血约 400 mL，术中输血 400 mL，手术过程顺利。

术后病理（图 17 - 2）：坏死结节伴纤维化及肉芽肿性病变，不除外结核；结核分枝杆菌复合群核酸检测阳性。

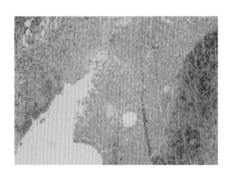

图 17 - 2　术后病理

术后建议患者于结核病医院进一步诊治，定期随访。

临床讨论

　　由于患者胸腔内广泛致密粘连，术中分离粘连困难，手术总时长 5 小时，胸壁、肺表面存在广泛出血点，术中出血约 400 mL，术中输注滤白红细胞悬液 2 U。术后 6 天引流量分别为 100 mL、550 mL、510 mL、280 mL、370 mL、350 mL，于第 6 天拔除胸腔闭式引流管。

　　肺结核外科手术的主要适应证是经合理化学治疗无效、多重耐药的厚壁空洞、大块干酪灶、结核性脓胸、支气管胸膜瘘和经保守治疗无效的大咯血。但外科治疗仅仅是肺结核综合治疗中的一部分，手术本身往往不能消除所有病源或结核菌，因此在手术前后应特别重视全身疗法（应用抗结核药物、注意休息和加强营养），方能提高治愈率，防止或减少术后发生并发症，降低复发率。

结核性胸腔积液导致胸膜增厚、粘连是由于转化生长因子诱导前胶原基因表达，使积液中纤维蛋白不断沉积于胸膜，充当炎性趋化物影响胸膜通透性，并加速成纤维细胞黏附与增生，产生胶原蛋白、黏多糖，而大量沉积的纤维蛋白不断收缩折叠，使胸膜增厚、粘连。结核性胸膜炎分为干性胸膜炎阶段与渗出性胸膜炎阶段，后一阶段中出现结核性胸腔积液，而积液中纤维蛋白沉着在胸膜上，即可导致胸膜增厚。如果纤维蛋白不断沉着，相对的两层胸膜就会发生粘连，或者胸膜腔内有肉芽组织增生，也可导致胸膜增厚以致粘连。

对胸膜粘连程度的分级，临床上并没有统一标准。国外参照动物实验将胸膜粘连程度分为6级，具体判断方法如下：0级，无胸膜粘连；1级，经牵拉即可分离的疏松的胸膜粘连；2级，需钝性分离的胸膜粘连；3级，需锐性分离的胸膜粘连；4级，胸膜粘连分离时出现胸膜损伤；5级，胸膜粘连分离时出现胸膜下组织损伤。

🩺 许顺教授点评

结核曾经是困扰人类健康的杀手之一，随着抗结核药物的研发和规范治疗，结核的发病率一度有下降趋势。不过近年来，全球以及中国的结核发病率又有抬头趋势。肺结核病灶在影像学上有时与肺癌很难区分，即便完善PET等昂贵检查也很难鉴别，有时只能依据术中病理诊断。

本例患者为肺部结核病灶，手术首先遇到粘连困难，在胸腔镜手术中，粘连会严重影响手术进程以及术者的心情，需谨慎小心松解及止血。术后如病理明确诊断需嘱患者前往结核病院就诊以继续系统抗结核治疗。

018
肺子宫内膜异位症

病历介绍

患者，女，32岁。4个月前行新型冠状病毒筛查完善肺部CT时发现左肺上叶磨玻璃密度结节影，直径约1.8 cm，行系统抗感染治疗（静脉滴注盐酸莫西沙星氯化钠注射液）后复查病灶无明显消散，遂为求进一步诊治入院。

个人史：无特殊，月经周期规律（初潮：12岁；行经：5天；月经周期：28~30天）。

辅助检查（图18-1）：胸廓对称，左肺上叶可见磨玻璃密度结节影（IM 131），大小约1.7 cm×1.5 cm，其内可见小透亮影；双肺可见索条影，各级支气管通畅，无扩张与狭窄；双侧肺门不大，纵隔居中，其内未见肿大淋巴结；心脏大小正常，双侧胸膜局限性增厚，胸壁软组织未见异常。检查结论：左肺磨玻璃密度结节影，性质待定；双肺、胸膜陈旧病变。

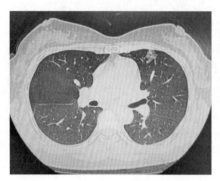
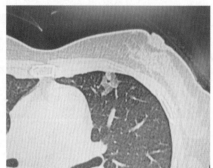

图 18 - 1　辅助检查

手术情况：2021 年 6 月 8 日于全身麻醉下行左肺上叶部分切除术。术中病灶切除后剖面呈白色，质地略粗糙，与常见肿瘤肉眼难以区分。术中病理定性困难，病理科与术者反复沟通后给予术中病理诊断意见。术中病理回报：见腺体成分，不除外内膜异位等，待术后病理免疫组化进一步诊断，除外癌变。遂进一步加行淋巴结采样术后，手术完毕。

术后病理（图 18 - 2）：左肺上叶病变见腺体成分，结合免疫组化符合子宫内膜异位。

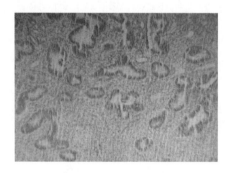

图 18 - 2　术后病理

淋巴结：L5（0/1）、L7（0/1）、L10（0/1）、L11（0/1）。免疫组化：CD10（间质 +），CK（上皮 +），ER（ + ），TTF-1（ - ），Vimentin

（间质＋），PR（＋），CDX-2（－），PAX8（＋），WT1（间质＋）。

术后情况：切除后建议患者于妇科制定后续治疗方案，患者及其家属因无明显自觉症状，暂拒绝后续治疗。术后随访复查恢复良好。

临床讨论

子宫内膜异位症是一种相对常见的妇科疾病，常见于育龄期女性（发病率为6%～10%），是指有功能的子宫内膜组织（腺体和间质）种植于子宫腔以外部位的妇科疾病。异位于卵巢最为常见，反复出血可形成巧克力囊肿；其次是异位到子宫肌层，称为子宫腺肌病；还可发生于腹膜、宫颈、阴道、腹壁、直肠、膈肌等。子宫内膜异位症发病机制尚不清楚，有多种学说尝试解释本病的多样发生机制，包括种植学说、体腔上皮化生学说、播散学说、免疫学说等，现多倾向于多种因素共同作用的结果。临床表现以出血和疼痛为主，如痛经、腹痛、月经量过多等。虽属于良性病变，却有恶性肿瘤种植和远处转移的特点。

肺子宫内膜异位症（pulmonary endometriosis，PEM）的经典症状为月经周期相关咯血、胸痛，少数患者有反复气胸发作。教科书中提示 PEM 的症状较为经典，但在临床实际工作中较为少见，且部分患者并非存在以上叙述的经典症状，如本例患者便没有以上表现。同时因 PEM 少见、散发，故对 PEM 的病理镜下表现、肺部影像学表现缺乏归纳总结。本例患者病灶呈磨玻璃密度改变，与目前临床常见的早期原位腺癌或微浸润腺癌表现酷似，遂提示医师在临床工作中，面对磨玻璃密度结节患者，也应注意询问病史，评估是否存在子宫内膜异位症可能性。

许顺教授点评

　　该病例为肺子宫内膜异位症，子宫内膜异位症到肺部后，可能会出现月经周期相关咳嗽、咯血等症状。异位子宫内膜可以侵犯身体的任何部位，但大多数位于盆腔器官和腹膜。卵巢和子宫骶骨韧带是最常见的，主要表现为继发性痛经逐渐加重。虽然子宫内膜异位症是一种良性疾病，但是却具有转移和植入恶性肿瘤的能力。

　　本例患者的术前影像学资料不是很典型，不除外早期癌症，治疗医师结合患者病史，思路完整，决策果断。手术先行肺部分切除术，送术中病理，但是冰冻病理诊断有难度。术中病理提示见腺体成分，不除外内膜异位等，待术后病理免疫组化进一步诊断，除外癌变，为以防万一行淋巴结采样。术后病理结合免疫组化符合子宫内膜异位，提示我们在临床工作中应注意全面细致的问诊，勿要疏漏一些罕见病例。

019
肺包虫病

📋 病历介绍

患者，女，56岁，以"体检发现右肺下叶肿物1月余"为主诉入院。患者于2021年7月在当地医院例体检时行肺部CT发现右肺下叶肿物。自患病以来，患者无咳嗽、咳痰、咯血，不伴胸闷、胸痛，无发热、乏力、盗汗等，饮食、睡眠、大小便如常，体重无明显变化。

既往史、个人史：否认高血压、冠心病、糖尿病病史。否认近期有牧区接触史，自诉20年前在老家曾养过鸭、鹅、牛等家禽和家畜。

辅助检查：胸部CT（图19-1，图19-2）示右肺下叶可见空洞样团块影，大小约7.3 cm×5.8 cm，囊内壁较规则，其内可见条

笔记

状不规则密度影，增强后囊壁部分明显强化；右侧肺门、纵隔内可见肿大淋巴结。检查结论：右肺下叶空洞病变，性质待定，寄生虫不能除外；双肺微小结节；双肺间质改变。

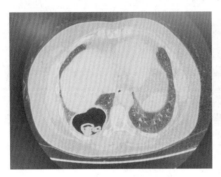
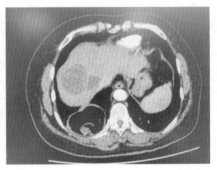

图 19 -1　胸部 CT（肺窗）示　　　图 19 -2　胸部 CT（纵隔窗）示
右肺下叶可见空洞样团块影　　　　右肺下叶可见空洞样团块影

术前诊断：右肺下叶占位病变（肺包虫病？）。

手术情况：完善术前各项检查，无明显手术禁忌，并于术前准备好 10% 高渗氯化钠 600 mL。2021 年 8 月 26 日在全身麻醉下行胸腔镜下手术治疗。术中探查见肿物位于右肺下叶，可见部分包囊外露，囊壳硬，试图剥离囊壳却发现其与周围肺组织粘连紧密，完整剥离困难，遂决定行下叶切除术。

完整切除右肺下叶，将其从胸腔中取出，注意避免挤压，将其放置于无菌操作台，可见囊壁完整，囊肿最大直径约 8 cm（图 19 -3）。应用注射器将准备的 10% 高渗氯化钠 600 mL 全部注入囊内，并回抽一部分囊液，可见囊液呈半透明，黄白色，略混浊，静置 15 分钟后切开囊壁，见黄白色略混浊囊液溢出，棘球蚴附着于内壁（图 19 -4）。将囊肿送术后病理。

术后病理：（右肺下叶）坏死伴肉芽肿性病变，另见纤维囊壁组织；（右肺下叶包虫病内囊）考虑为虫体。

术后情况：术后予以抗感染、祛痰、营养支持等对症治疗，患

笔记

者于术后第 4 天拔除胸腔闭式引流管，术后第 5 天顺利出院。

出院诊断：右肺下叶包虫病。

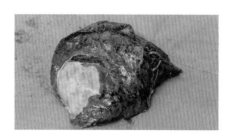

图 19 - 3　完整切除右肺下叶和囊肿

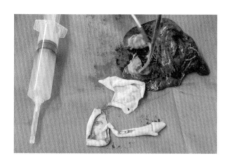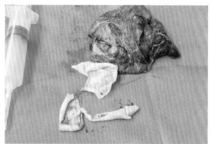

图 19 - 4　切开囊壁可见内壁附着棘球蚴

临床讨论

　　棘球蚴病，又称包虫病，是我国西北牧区较常见的寄生虫病，大多数病例是由于细粒棘球绦虫的蚴体侵入人体所致，在肝、肺等脏器中形成囊肿，并造成各种并发症。肺包虫病占棘球蚴病的 10%～15%，多为单发，右肺比左肺多见，下叶比上叶多见。

　　肺棘球蚴囊肿由于生长缓慢，如无并发症，可多年无症状。本例患者即多年无症状，系体检发现。囊肿逐渐长大后，患者可出现咳嗽、胸痛、咯血、气促等症状。囊肿穿破进入支气管后，患者先有阵发性咳嗽，继而咳出大量透明黏液。并发感染者症状则类似肺

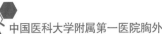

脓肿，出现发热、咳脓痰和咯血等。囊肿破入胸膜腔，则形成液气胸，继而成为脓胸。有些患者还可出现皮疹、发热、恶心、呕吐、腹痛、支气管痉挛和休克等过敏反应症状，严重者可以致死。

包虫病患者一般均有棘球蚴病流行区旅居史，有犬、马、牛、羊等家畜接触史。胸部 X 线片或 CT 表现为密度均匀、边界清楚、边缘整齐的圆形或椭圆形单发或多发孤立阴影。怀疑肺包虫病时，禁用穿刺术作为诊断方法，以避免囊液外溢发生过敏反应和棘球蚴散播等严重并发症。

包虫病目前尚无特效治疗药物，外科手术是治疗肺包虫病的唯一有效治疗手段。手术要求摘除全部内囊，并防止囊液外溢，以免引起过敏反应或棘球蚴播散。常见的手术方法有 3 种，即内囊摘除术、囊肿摘除术、肺叶或肺段切除术。本例患者在进行手术探查时发现囊肿较大，侵袭整个右肺下叶，且囊壁从周围肺组织中剥离困难，考虑到完整切除囊肿的必要性，果断选择肺叶切除术，完整切除后应用高渗氯化钠将棘球蚴体杀死，达到了安全、有效、根治的效果。

许顺教授点评

肺包虫病在东部平原沿海地区为少见疾病，但在西北牧区时有发生，结合患者牧区接触病史，影像学也较有特点，因此不难诊断。在诊断不明的病例中，需注意禁忌用穿刺术作为诊断方法，以避免囊液外渗产生过敏反应和棘球蚴散播等严重并发症。本例患者手术时，采用胸腔镜微创手段，过程顺利。在手术时，切除范围根据术中情况决定，力求完整切除包虫囊，必要时术中注射高渗氯化钠溶液或酒精，杀死棘球蚴体，防止播散。术后定期复查，警惕有复发可能。

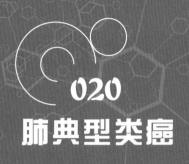

020
肺典型类癌

病历介绍

患者，男，55岁，以"体检发现肺肿物2周"为主诉入院。患者2周前体检时行肺部CT检查发现左肺下叶肿物，无胸闷、气短、咳嗽、咳痰、乏力、发热、盗汗等，就诊于我院。自患病以来，患者饮食、睡眠可，大小便如常，体重无明显变化。

既往史：糖尿病病史10余年，控制尚可。

个人史：吸烟史30余年，每日40~60支。

辅助检查：胸部CT（图20-1）示胸廓对称，左肺下叶可见团块影，大小约2.9 cm×3.1 cm，边缘光滑，平扫CT值约37 Hu，增强扫描CT值约80 Hu，邻近支气管欠通畅。

余全身各部位检查未见异常。

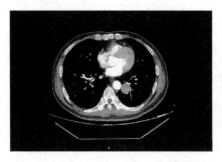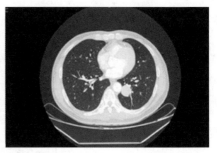

图 20 - 1　胸部 CT

术前诊断：左肺下叶占位病变，糖尿病。

手术情况：胸腔镜下探查见肿物位于左肺下叶基底段根部，表面无胸膜凹陷，位置深在，宜行肺叶切除术。移除肺叶标本后，手术台下剖开见肿物表面呈白色，鱼肉样，最大直径约 3 cm。送术中冰冻病理回报，考虑为非小细胞肺癌，不除外神经内分泌肿瘤，待石蜡和免疫组化确定。清除第 5 ~ 第 14 组淋巴结送术后病理。

术后病理（图 20 - 2）：结合免疫组化结果符合典型类癌，淋巴结无转移。

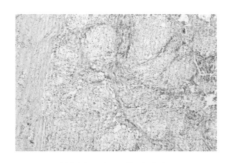

图 20 - 2　术后病理

临床讨论

肺类癌是一种较少见的神经内分泌肿瘤。统计数据显示，肺类癌占神经内分泌肿瘤的 25%，占肺部肿瘤的 2.2%，典型类癌的发病率是非典型类癌的 8 倍。由于患者的临床表现各异，肺类癌的诊断存在较大挑战。肿瘤所处位置不同，其临床表现亦不同。周围型肿瘤常无症状，多在体检时偶然发现；中央型肿瘤则出现类似阻塞性肺炎的气道阻塞表现，包括咳嗽、咯血、呼吸困难、胸痛、反复肺部感染等，因此常被误诊为慢性阻塞性肺疾病、哮喘等。出现类癌综合征表现的患者较少（约1%），仅2%~5%的肝转移患者会出现类癌综合征。最常见的类癌综合征为库欣综合征，1%~6%的患者出现此症状；其他不常见的表现有皮肤潮红、腹泻、哮喘和异位促肾上腺皮质激素综合征；还有更为罕见的临床表现，如生长激素释放激素、胰岛素样生长因子 2 异位释放所致的低血糖症。

肺类癌的 CT 影像学特征通常为非特异性，与其他非小细胞肺癌相似。最常见的影像学表现为圆形或卵圆形的周围型肺结节，以右侧多见（60%），边缘光滑或见小分叶，增强后可出现明显强化。由于肿瘤部分或完全阻塞气道，CT 检查时可出现支气管扩张、肺不张、阻塞性肺炎等表现，纤维支气管镜可进一步明确气道内情况。相较于典型类癌，非典型类癌的肿瘤直径更大，周围型肿物更多见，且可出现钙化表现。CT 检查在识别淋巴结肿大和远处转移（如肝、骨、肾上腺）方面亦有一定作用。由于影像学表现均无特异性，确诊主要依靠组织病理学诊断。

肺类癌对放、化疗不敏感，但手术治疗效果较好，因此对于可切除的肺类癌，手术为首选治疗方法。虽然肺类癌为低度恶性肿瘤，但仍有淋巴结转移的可能性。典型类癌淋巴结转移的发生率可达25%，非典型类癌则高达50%。对于病理学分期为 N1 或 N2 的典型类癌患者，术后 5 年和 10 年生存率分别为90%和75%；而非典型类癌分别为60%和50%，远低于无淋巴结转移的患者。因此，对于局部病灶，应按照标准治疗方式进行解剖性完全切除和系统淋

笔记

巴结清扫。根据国际肺癌研究协会的建议，淋巴结的切除范围应至少包含6站淋巴结、3站纵隔淋巴结（其中包含隆嵴下淋巴结）。对于中央型肿瘤，应尽可能保留健肺。支气管袖式切除或袖式肺叶切除相较于全肺切除更可行，但需术中行冰冻病理以确定残端无肿瘤细胞残留。

许顺教授点评

一般来说，类癌属于一种分化良好的神经内分泌肿瘤，其是一种少见的、生长缓慢的神经内分泌肿瘤，可发生于胃肠道、肺、胰腺、胸腺、卵巢等多种器官。其中肺类癌占全身所有类癌的 1/4～1/3，其起源于支气管黏膜下 Kulchitsky 细胞，是一种分化良好的神经内分泌肿瘤，分为分化良好的典型类癌和分化较差的不典型类癌。但是目前公认肺类癌属于恶性肿瘤并具有潜在转移性。由于肺部的神经内分泌细胞多位于靠近中心部位的支气管，所以中央型肺类癌较周围型多见，其中中央型肺类癌约占 3/4。肺类癌的检查方法及诊断方法主要有胸部 CT、PET/CT、气管镜、肺穿刺活检等。肺类癌对放化疗均不敏感，对于手术后的肺类癌患者是否需要行辅助性化疗仍存在争议。目前仅适用于已发生淋巴结转移的非典型类癌。

治疗上，外科手术是唯一能够治愈局限期肺类癌的治疗手段。本例患者采用手术疗法，因肿瘤位置较靠近中心，行肺叶切除术，同时也清除了各组淋巴结，保证了手术的根治性。

021
左肺下叶肺内型隔离症

病历介绍

患者，男，23岁，1年内反复咳嗽、咳痰、发热，偶有胸痛、胸闷。门诊行肺部 CT 增强扫描，提示左肺下叶团片状高密度影，最大横截面积约9.1 cm×4.5 cm，见一异常血管起自腹主动脉穿过膈肌供应病变。自患病以来，患者饮食、大小便正常，体重无明显变化。

个人史、家族史、既往史：无吸烟史，偶饮酒；无家族史，无手术外伤史。

辅助检查：血生化、心肺功能检查均基本正常。

胸部 CT（图 21 - 1）：左肺下叶见团片状高密度影，最大横截面约9.1 cm×4.5 cm，平扫密度不均匀，内可见钙化灶、空气支气

笔记

管征，CT 值约 18 Hu，旁可见多发囊性透光影，增强扫描明显不均匀强化，内可见分隔和小血管影，分隔明显强化，余未见确切强化，见一异常血管起自腹主动脉穿过膈肌供应病变。各级支气管通畅，无扩张与狭窄，左肺门淋巴结略增大。心脏大小正常，胸壁软组织未见异常。

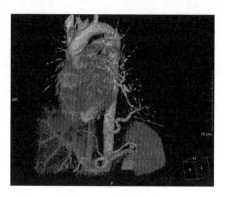

图 21 - 1　胸部 CT

手术情况（图 21 - 2）：术中探查见一血管自膈肌进入左肺下叶，游离后给予闭合器切断。后切断左下肺静脉、下叶支气管、下肺动脉，完整切除左肺下叶。切除肺组织内见大片实变组织，内含少量脓性液体。血管断离后残端如图 21 - 3 所示。

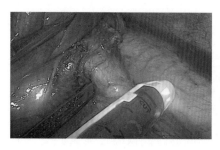

图 21 - 2　术中情况

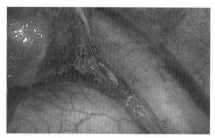

图 21 - 3　血管断离后残端

术后病理：左肺下叶组织内广泛实变伴多灶细支气管上皮化生及炎症，结合影像学符合肺隔离症。

确定诊断：左肺下叶肺内型隔离症。

术后情况：术后 6 个月，患者复查 CT 情况良好。

临床讨论

肺隔离症是一种比较少见的先天性发育异常疾病，其特点为一部分肺组织与支气管不相通，分为肺内型和肺外型。肺内型多见，左侧多于右侧，下叶多于上叶。隔离肺的血供来自体循环，多由主动脉发出，静脉回流入肺静脉。

本病需要与支气管扩张、肺脓肿和肺囊肿鉴别，胸部 CT 增强扫描血管重建往往能够发现异常血管，是本病诊断的重要依据。

本例患者为肺内型隔离症，发生于肺实质内，无胸膜包绕，异常动脉发自腹主动脉。约 50% 的本病患者因在 20 岁后反复出现呼吸道症状而被发现。若不治疗，可反复发生感染，坏死组织可以与支气管相通，严重时可破坏肺动脉，造成咯血，危及生命。

手术关键点在于异常血管的处理，由于异常血管起自体循环，压力较大，还需要仔细探查是否存在其他异常血管。肺内型隔离症患者往往之前发生过多次感染，胸腔内可能存在粘连或血管结构不清，增加了手术难度。

肺外型隔离症由独立的胸膜包裹，静脉回流入奇静脉或门静脉系统，较少出现症状，常合并其他先天畸形，如膈疝、先天性心脏病等，其较少合并感染，且不需要切除健康肺组织，手术难度低于肺内型。

许顺教授点评

肺隔离症是指一种少见的先天性肺发育畸形，由异常体循环动脉供血的部分肺组织形成囊性肿块，这部分肺组织可与支气管相通，造成反复发作的局限性感染，不相通时则不会出现任何呼吸道症状，又称为支气管肺隔离症。临床特点为存在异常动脉供血。临床上治疗方法主要是手术切除病变肺组织。肺隔离症常常合并反复感染，有时候导致肺与周围组织粘连严重，而且会有从主动脉等体循环发出的分支，有的分支较粗，一些血管会出现在下肺韧带这种常规无血管区，术中游离需谨慎，一旦出血会造成严重后果。既往开胸手术对于较低位置的出血不易看清，现在肺部手术多为微创，术中需借助胸腔镜仔细观察，发现可疑条束可加止血夹。本人曾做过一例隔离症，直接从主动脉分出一支和下肺静脉粗细相近的分支，未敢直接用血管闭合器，而是先于分支根部上无损伤血管钳，然后切断血管，使用血管缝合线，两侧上垫片后缝合。本例手术诊断明确，有 CT 血管成像证实异常血管，术中处理得当，游离仔细，取得了良好的治疗效果。

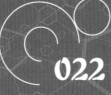

022
巨大肺大疱破裂伴胸腔积液

📋 病历介绍

患者，女，80岁，以"胸闷、气短逐渐加重5天"为主诉就诊。既往患有心力衰竭、肺大疱、肾功能不全（定期透析中）。患者入院后，完善肺部CT检查，结果提示右侧气胸可能性大，双侧胸腔积液（图22-1）。

手术情况：完善相关术前检查，拟行胸腔闭式引流术，但患者刚移至手术台，突然出现大咯血，血氧下降。立即予以对症处理，行气管插管，呼吸机辅助通气，转入重症监护病房。于床旁，在局部麻醉下行右侧胸腔第6肋间猪尾巴管穿刺引流术，引流出淡黄色液体与少量气体。

引流1周后复查肺部CT（图22-2），提示右侧胸腔积气无明显

笔记

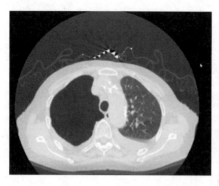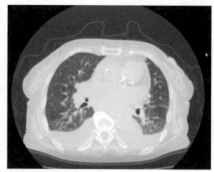

图 22 - 1　术前肺部 CT

减少，左侧胸腔积液明显增多。患者无法脱离呼吸机，故在局部麻醉下行左侧胸腔猪尾巴管穿刺引流术，每日平均引流液量约 400 mL，共 3 天。患者呼吸状态明显好转，血氧饱和度逐渐升至 100%，复查肺部 CT（图 22 - 3），提示左侧胸腔积液明显减少，同时右侧肺大疱仍然存在，但无破裂。继续上述治疗，最终脱离呼吸机辅助通气，复查肺部 CT（图 22 - 4），提示左侧胸腔积液基本消失。

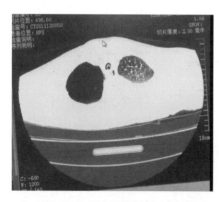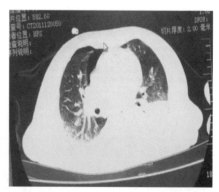

图 22 - 2　右侧胸腔引流 1 周后肺部 CT

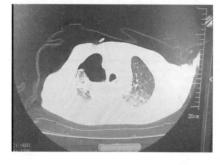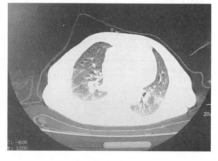

图 22 - 3　左侧胸腔引流术 3 天后肺部 CT

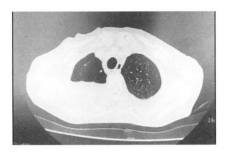
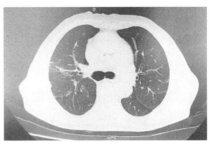

图 22 - 4　脱离呼吸机辅助通气后肺部 CT

临床讨论

　　肺大疱是一种局限性肺气肿，一般继发于小支气管炎性病变。小支气管炎性病变后引起局部水肿、狭窄，造成管腔部分阻塞，产生活瓣作用，使空气进入容易而排出受阻，肺泡内气体聚集，压力不断升高导致肺泡破裂，多个破裂肺泡融合在一起则形成肺大疱。炎症使肺组织损坏，肺泡间隔也因肺泡内压力升高而破裂，破裂肺泡相互融合，最后形成巨大含气囊腔，囊腔周围被一层较薄的脏层胸膜、结缔组织和穿过其间的毛细血管覆盖。因此，肺大疱患者一般都患有慢性阻塞性肺疾病、支气管哮喘、肺结核和肺尘埃沉着病等肺部基础疾病。肺大疱破裂可导致自发性气胸，而自发性气胸包括原发性和继发性两类。原发性气胸多由脏层胸膜下微小泡或肺大疱破裂导致，无明显基础肺疾病，多见于 10 ~ 30 岁瘦高体型男性，此种胸膜下肺大疱形成可能与非特异性炎症、肺弹力纤维先天性发育不良、遗传因素或胸膜间皮细胞稀少有关，剧烈咳嗽、打喷嚏、持重物、运动等使肺泡腔与间质产生压力差，是肺大疱破裂导致气胸的常见诱因。继发性气胸常多见于有基础肺部疾病或胸膜病变患者，如慢性阻塞性肺疾病、肺尘埃沉着病、间质性肺病等，由

笔记

病变引起细支气管不完全阻塞形成肺大疱破裂所致，多见于中老年人。

巨大肺大疱、自发性气胸均可表现为胸闷、气短、呼吸困难、不能活动和平卧、端坐呼吸、大汗淋漓、烦躁不安等临床急性症状，但两者各有特点，鉴别如下：①起病方式：巨大肺大疱发展缓慢，随着肺泡内压力逐渐增加而发病；自发性气胸发病急剧，多有屏气、劳累、体力活动、剧烈咳嗽、打喷嚏、持重物、运动等诱因。②症状：巨大肺大疱病程长，胸闷、气短、气紧、呼吸困难等症状逐渐加重，无或仅有轻微胸痛，无患侧肩部不适；自发性气胸则多表现为突发胸闷、气短、咳嗽，胸痛明显，多为刺痛，患侧肩部酸困。③肺部体征：巨大肺大疱局部叩诊呈过清音或鼓音，呼吸音减弱，长期无明显变化；自发性气胸患侧胸腔叩诊呈鼓音，呼吸音减弱或消失。

胸部CT可提供更多的诊断依据，能更清晰地显示肺大疱内部结构，分辨壁的形态和周围肺组织情况，可以更好地与气胸进行鉴别诊断。CT上巨大肺大疱表现为局限性透亮影，肺大疱内可见细线条索状小梁影，向四周膨胀，边缘呈弧形曲线，邻近肺组织因被推压引起部分肺不张，肺纹理聚集，在肺尖区、肋膈角区、心膈角区均可见到被压迫的肺组织；而气胸则主要是将肺组织向肺内推挤，被压迫的肺部边缘常常缩向肺门或纵隔，因而在肺尖区、肋膈角区、心膈角区往往见不到肺组织，CT上应特别注意这一鉴别要点。

巨大肺大疱、自发性气胸均可合并慢性阻塞性肺疾病、支气管哮喘、肺结核和肺尘埃沉着病等肺部基础疾病，其临床表现不典型，易被误诊。导致两者误诊的可能原因如下：①对巨大肺大疱临床特点的认识不足，当遇到老年患者突发胸闷、气短、呼吸困难时，只考虑到自发性气胸的可能，而忽略了巨大肺大疱的可能。②对影像资料缺乏详细认真的分析，特别是当肺大疱很大（占据一侧胸腔的 70% 以上）或巨大肺大疱贴近胸壁时，未能仔细观察肺尖、肋膈角等具有鉴别意义的位置区域。本例患者在行右侧胸腔闭式引流术后，只有少量气体溢出，与肺部 CT 提示的气体量明显不符，同时结合肺部 CT 提示肺尖部可见薄壁组织，故右侧为巨大肺大疱，左侧胸腔积液限制了患者的肺功能，因此予以引流后，患者症状明显好转。

👨‍⚕️ 许顺教授点评

　　肺大疱是指由于各种原因导致肺泡腔内压力升高，肺泡壁破裂、互相融合，在肺组织形成含气囊腔。肺大疱有先天性和后天性两种。先天性多见于小儿，由先天性支气管发育异常、黏膜皱襞呈瓣膜状、软骨发育不良引起活瓣作用所致。后天性多见于成人和老年患者，常伴慢性支气管炎和肺气肿。正常情况下，通过 CT 检查肺大疱不难诊断。但有时，巨大的肺大疱与气胸的 CT 影像类似，需要仔细鉴别。

　　本例患者出现突发呼吸困难，结合胸部影像，可能治疗医师判断为液气胸，故立刻行胸腔闭式引流术，但是引流术后发现气体排出量与 CT 不符，复查 CT 提示该患者可能为巨大肺大疱。临床上也偶有此类治疗经过发生，有时误将肺大疱判断为气胸，行胸腔闭式引流术，导致肺大疱破裂，从而造成严重的肺泡瘘或支气管胸膜瘘，经久不愈。本例患者未出现严重并发症，再次留置引流管后恢复良好。本病例同时也提示老年患者的病情判断和年轻人有所不同。本人曾在急诊接诊过一位高龄气胸老人，气体量很少，但是已经呼吸衰竭，我已和患者家属充分告知，这种情况即便引流出气体，也不一定改善呼吸衰竭，谁知引流之后患者状态立即好转。所以，老年人呼吸功能储备弱，可能少量的气体就能导致严重的症状，需在接诊时多加注意。

023
青少年支气管肺类癌
合并库欣综合征

病历介绍

患者，男，18岁，以"3个月内体重迅速增加15 kg"为主诉于2014年9月来我院就诊。患者3个月前无明显诱因出现体重迅速增加，呈躯干和面部胖而四肢消瘦的向心性肥胖，伴多尿、烦渴和渐进性肌无力。患者身高167 cm，体重83 kg，血压160/100 mmHg。体格检查显示了典型的库欣综合征表现（图23-1），包括脂肪垫、水牛背、满月脸、周身紫纹、背部和双臂毛发发育过盛。

常规实验室检查：白细胞计数 $11.4 \times 10^9/L$ ↑，嗜中性粒细胞百分比81.2%↑，血糖11.2 mmol/L↑，血钾2.54 mmol/L↓，pH 7.56，剩余碱6.8 mmol/L，HCO_3^- 31.7 mmol/L。血清皮质醇明显升高（0:00，1397 nmol/L；8:00，1750 nmol/L；15:00，1566 nmol/L），

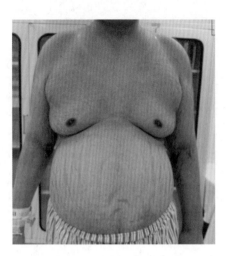

图 23 -1　患者术前体格检查

血浆促肾上腺皮质激素水平无明显的昼夜节律（0：00, 149.9 pg/mL；8：00, 211.0 pg/mL；15：00, 198.6 pg/mL）。低剂量或高剂量地塞米松抑制试验无反应。

　　根据上述检查结果，怀疑异位促肾上腺皮质激素综合征（ectopic adrenocorticotrophic hormone syndrome，EAS）导致的副肿瘤库欣综合征可能性大。腹部 CT 和脑 MRI 扫描显示肾上腺和垂体无异常。胸部 CT 扫描显示右肺中叶有一直径为 1.2 cm 的肿物。全身 ^{18}F-FDG PET/CT 确认右肺中叶肿物 SUV$_{max}$ 为 5.68（图 23 -2），右肺中叶淋巴结 SUV$_{max}$ 为 4.89（图 23 -3），支持与右肺中叶肺癌相关的副肿瘤库欣综合征的诊断。

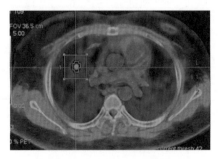

图 23 -2　^{18}F-FDG PET/CT 显示右肺中叶肿物的 ^{18}F-FDG 摄取值升高

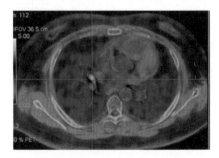

图 23 -3　^{18}F-FDG PET/CT 显示右肺中叶淋巴结的 ^{18}F-FDG 摄取值升高

患者随后接受了酮康唑（1000 mg/d）和静脉补钾 1 周的治疗。血浆皮质醇水平下降后，患者接受了右肺中叶切除 + 纵隔淋巴结廓清术。术后病理（图 23 - 4）显示，肺内淋巴结转移 1 枚，肿瘤为典型性类癌，TNM 分期为ⅡA 期（T1aN1M0）。免疫组化示促肾上腺皮质激素呈阳性。血压、血糖、血钾、皮质醇、促肾上腺皮质激素和 24 小时尿皮质醇在 1 周内恢复正常。

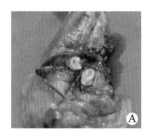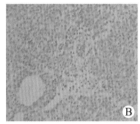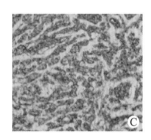

A. 类癌的大体病理学：直径 1.2 cm 的边界清晰的灰白色肿物；B. HE 染色（200 ×）：典型性类癌；C. 免疫组化染色（200 ×）：促肾上腺皮质激素呈阳性。

图 23 - 4　术后病理

术后情况：术后恢复较为顺利，患者在手术后 14 天出院。术后 3 个月随访，患者体重减轻了 13 kg（图 23 - 5）。术后化疗进行了 4 个疗程（多西他赛 75 mg/m² + 顺铂 75 mg/m²）。患者在长达 15 个月的随访时间内，未见副肿瘤库欣综合征和肿瘤复发。

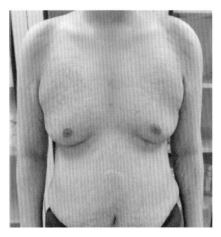

图 23 - 5　患者术后 3 个月外观

临床讨论

由支气管类癌（bronchial carcinold tumor，BCT）导致的副肿瘤库欣综合征是一种罕见的临床事件，仅在少数病例报告和病例系列中报道过。事实上，据我们所知，只有4项已发表过的外科研究报告了超过5名患者的数据。根据一份19例BCT引起的副肿瘤库欣综合征的报告，得出患者的平均年龄为43岁。Terzolo等报告了14例与各种肿瘤类型有关的异位促肾上腺皮质激素综合征病例（26～76岁，平均年龄为53岁），在老年人中的主要诊断是副肿瘤库欣综合征，这表明与年轻人相比，老年人的副肿瘤库欣综合征的发生率有所上升。然而，在年轻患者中偶有副肿瘤库欣综合征被报道。Arioglu等报告了一例9岁女孩的副肿瘤库欣综合征病例，该病例归因于异位激素分泌。本病例是一例继发于BCT的副肿瘤库欣综合征青少年病例，表明副肿瘤库欣综合征的早期发病。

异位促肾上腺皮质激素综合征难以诊断和精确定位，症状通常在诊断前6～8个月出现，平均诊断时间长达24个月。在12%～19%的患者中，肿瘤的来源依旧是未知的，包括CT和MRI在内的成像方法缺乏识别异位促肾上腺皮质激素病变所需的敏感性和特异性。铟-111标记八氯丁二酯闪烁显像法（^{111}In-OCT）已经被报道为有效的诊断方法，因为80%的BCT表达生长激素抑制素受体。^{111}In-OCT被认为有助于EAS肿瘤的定位，可能是能够快速、非损伤性鉴别垂体腺瘤分泌促肾上腺皮质激素和恶性肿瘤引起EAS的诊断方法。^{18}F-FDG PET和^{18}F-DOPA PET扫描也被列为常规图像无法检测肿瘤时EAS早期诊断的辅助诊断工具。^{18}F-FDG PET在EAS的识别中具有64%的敏感性和53%的阳性预测值。在本例中，

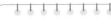

^{18}F-FDG PET 显示了 EAS 肿瘤和转移淋巴结。患者接受了根治性切除治疗，临床症状明显改善。

手术被认为是局部异位病变的首选治疗方案之一，还可降低皮质醇水平。在本例中，根据典型性类癌和叶内淋巴结转移（N1 期）的病理诊断，选择了右肺中叶切除术、纵隔淋巴结清除术。据报道，87% 的典型性类癌不累及淋巴结。当合并副肿瘤库欣综合征时，淋巴结转移率和术后局部复发率较高。这些发现表明，BCT 与副肿瘤库欣综合征是一类侵袭性的临床实体，对于与副肿瘤库欣综合征相关的类癌，推荐进行肺叶切除术加系统淋巴清扫术，否则可能会残留潜在的转移淋巴结，进而导致副肿瘤库欣综合征持续存在或复发。

副肿瘤库欣综合征患者出现危及生命的感染和静脉血栓栓塞的风险较一般患者高。然而，由于它们对细胞毒性药物和放疗不敏感，往往预后不佳。在美国 MD 安德森癌症中心进行的临床研究中，82% 由小细胞肺癌引起的副肿瘤库欣综合征患者在开始化疗后 2 周内死于其病情进展。在化疗前几周内纠正患者的生化特征则可以显著改善预后。调节皮质醇的生成大大地缓解了并发症的发生。酮康唑（200～1200 mg/d）已经被证明可以抑制皮质醇生物合成通路中的 11-羟基酶和 17-羟基酶，并因其起效快和不良反应少而得到广泛应用。目前的研究表明，酮康唑联合补钾能够有效控制患者的术前激素水平和离子水平。酮康唑治疗还可以改善 EAS 患者的生化水平和激素水平；然而，这种药物会损害皮质醇对应激情况的反应。因此，应考虑为表现出激素反应的患者使用类固醇，建议使用中至高剂量的类固醇来应对任何潜在的应激情况。成功治疗基础肿瘤是控制该综合征的关键。如患者对一线治疗的客观反映和敏感性降低，或对二线治疗反应欠佳，则有必要在一线治疗时或完全复发时尽早开始姑息治疗。

本病例为罕见的青少年伴有 BCT 和 N1 淋巴结转移的副肿瘤库欣综合征病例。目前的研究表明，与副肿瘤库欣综合征相关的 BCT 患者可能存在发病年龄小、淋巴病发病率高和预后不良的情况。肺叶切除和系统淋巴结清扫可以完全缓解症状。

许顺教授点评

支气管类癌是一种肺部低度恶性肿瘤之一，是支气管腺瘤中一种比较常见的类型，一般分为典型类癌和非典型类癌两大类。特点是进展缓慢、恶性程度低、5 年生存率为 90%。如果是非典型类癌，容易发生转移，生存率只有 50%。肿瘤大部分生长在主支气管内，容易引起肝脏、骨关节转移。其典型的 CT 表现为主支气管或叶支气管内软组织肿块，边缘光滑或有分叶。非典型类癌常有不规则的边缘及不均匀的强化。

本例患者为 18 岁男性，年龄较小，表现为典型的库欣综合征，同时右肺中叶有一直径为 1.2 cm 的肿物。而腹部 CT 和脑 MRI 扫描显示肾上腺和垂体无异常。故不排除库欣综合征为肺部肿物的副肿瘤效应。患者接受了胸腔镜下右肺中叶切除＋纵隔淋巴结廓清术。术后库欣综合征症状消失，而且激素水平迅速恢复正常，进一步证实了术前的猜想，即为少见的青少年伴有 BCT 和 N1 淋巴结转移的副肿瘤库欣综合征病例。

024
肺原发性滑膜肉瘤

病历介绍

患者，女，49岁，以"体检发现左肺下叶占位性病变1个月"为主诉入院。患者1个月前体检时胸部 DR 提示左肺病变，于当地医院行肺部 CT 平扫 + 增强扫描（图 24 – 1），提示左肺下叶病变，考虑感染性病变，肿瘤不除外。患者于该院行抗感染治疗1周，而后前往北京某医院，复查肺部 CT 平扫 + 增强扫描（图 24 – 2），提示左肺下叶球型不张，左侧胸膜肥厚。患者于北京某医院行经皮肺穿刺，穿刺病理提示平滑肌瘤。为求手术治疗入我院。自患病以来，患者无明显相关症状，精神状态良好，饮食、睡眠和大小便基本正常，体重无明显变化。

个人史、家族史、既往史：患有乙肝20年，未治疗，肝功能

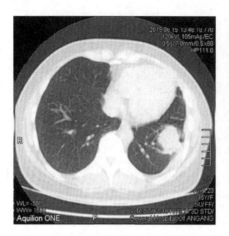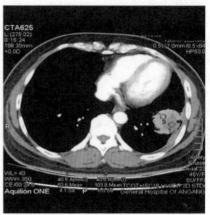

图 24 – 1　第 1 次肺部 CT 平扫 + 增强扫描

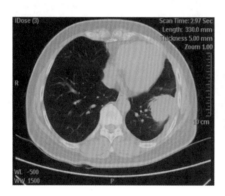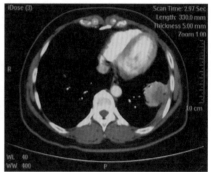

图 24 – 2　第 2 次肺部 CT 平扫 + 增强扫描

未见异常；无药物过敏史、手术外伤史，无高血压、糖尿病、冠心病病史；无吸烟、嗜酒史；适龄结婚、生育，月经无异常；无家族病史。

体格检查：体温 36.6 ℃，脉搏 75 次/分，呼吸 16 次/分，血压 124/75 mmHg。颈软，气管居中，颈部未触及肿大淋巴结。双侧胸廓扩张度一致，无明显语颤增强或减弱，右侧叩诊清音，左侧锁骨中线外侧第 5、第 6 肋间略呈浊音，双肺呼吸音清晰，未闻及干湿啰音。

辅助检查：北京某医院肺部 CT 提示左肺下叶容积减小，见类圆形致密影，CT 值为 44 Hu。CT 增强扫描后可见外周明显环形强化，CT 值约为 139 Hu；中心轻度强化，CT 值约为 59 Hu；左侧部分胸膜可见肥厚。对比患者在第一所就诊医院所做的肺部 CT，病变无明显变化。根据患者病史和相关检查，考虑为左肺下叶占位性病变。虽然穿刺病理提示平滑肌瘤，但因取材小，可靠性相对不佳。我科按肺恶性肿瘤术前检查方案给予患者相关检查。检查结果示肿瘤标志物无异常，头部 CT、骨 ECT、腹部彩超未见明显转移征象，心肺功能正常，其他血生化检查无异常。

手术情况：全身麻醉后使患者取右侧卧位，于左胸第 5 肋间入胸，探查可见胸腔内广泛粘连，肿物位于左肺下叶，较大、质硬，侵及左肺上叶、膈肌，与壁层胸膜广泛粘连，仔细分离粘连。因术前病理未确定恶性，给予患者左肺下叶局部切除，侵及左肺上叶局部切除，侵及膈肌局部切除，缝合膈肌。肿物切开后剖面呈白色、质硬（图 24-3），向家属展示后送冰冻病理，回报为低度恶性间叶源性肿瘤，遂行左肺下叶切除并纵隔淋巴结清除术，清除 3A、5、6、7、8、9、10、11、12、13 组淋巴结，14 组与肿瘤融合，认定 N1 淋巴结转移。

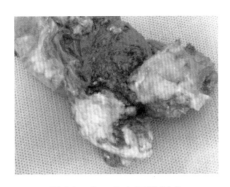

图 24-3　术中切除肿物

我院术后病理：肿瘤细胞呈梭形，弥漫分布，浸润性生长，细胞排列密集，细胞核深染（图 24-4），考虑为单相纤维型滑膜肉瘤。

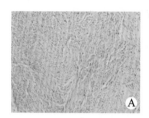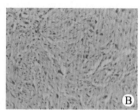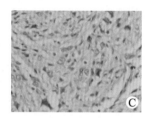

图 24 - 4　HE 染色（A. 100×；B. 200×；C. 400×）

免疫组化结果：CK（散在 +），Vimentin（ + ），CD34（ - ），CD117（ - ），SMA（ + ），S- 100（ - ），NF（ - ），CD68（ + ），Desmin（ - ），MyoD1（ - ），Bcl-2（ + ），β-Catenin（少数核 +），Ki-67（20% ），HMB-45（ - ），Melan-A（ - ），CD56（ + ），ALK P80（ - ），CD99（ - ），PR（ - ），CD10（ + ），CK5/6（ - ），Calretinin（ - ），WT1（ - ）。

术后情况：术后 4 周患者开始接受化疗，化疗方案为 VAC（长春新碱、阿霉素、环磷酰胺）。术后 2 个月，无复发迹象，随访中。

🔬 临床讨论

肺原发性滑膜肉瘤（primary pulmonary synovial sarcoma，PPSS）是一种罕见的肺部恶性肿瘤，占肺原发性恶性肿瘤的 0.5% 。肺和胸膜的滑膜肉瘤于 1995 年才获得确认。本病极其罕见，现无大样本临床病例报道。经文献复习，至今国内外报道外科治疗肺原发性滑膜肉瘤 50 余例。现结合经我院手术治疗的 1 例，就本病的临床特征、诊断、治疗和预后进行探讨。滑膜肉瘤大约占软组织肉瘤的 8% ，起源于不成熟的间叶组织而不是滑膜，青少年发病率较高，通常出现在四肢软组织中，特别是大关节附近，但是头、颈、肺、心脏、纵隔、腹壁均有发生。起源于胸膜的滑膜肉瘤罕有报道，肺滑膜肉瘤非常少见，仅占肺原发性恶性肿瘤的 0.5%。

复习文献，多数患者的症状有胸痛、咳嗽、气短、咯血，无特异性。患者的平均年龄为 20 ~ 30 岁，也有平均年龄为 38 岁的报道。有研究提示男性多发，也有研究提示男女发病无明显差异。本病例为 49 岁女性患者。多数报道提示患者有较大的胸内包块，手术中多可发现病变坏死和出血。本例患者的病灶体积不算巨大，但术中可见液化坏死。

病理学特征肉眼观：肿块呈圆形或结节状，与周围肺组织边界清楚，直径为 0.6 ~ 17.0 cm（平均为 5 cm），切面呈灰黄、灰白或灰红色，质地硬或中等，可有钙化灶。部分病例可见出血、坏死、囊性变。

镜检：肺原发性滑膜肉瘤和软组织滑膜肉瘤一样，分为双相型、单相纤维型、单相上皮型和差分化型，以单相纤维型常见。①双相型：由比例不等的上皮样细胞和梭形成纤维细胞样细胞组成。上皮样细胞呈立方状或高柱状，细胞核较大，呈圆形或卵圆形，染色质细致或呈空泡状，胞质丰富，可呈嗜伊红色、淡染或透亮状，胞界清晰。上皮样细胞可形成腺样结构或呈实性的条束状、梁状或巢团状排列。梭形成纤维细胞样细胞形态基本一致，呈梭形或胖梭形；核相对较小，呈梭形或卵圆形，核深染，核仁不明显，胞质少而不清晰。梭形成纤维细胞样细胞多呈交织的短条束状或漩涡状排列，核分裂象少见。②单相纤维型：主要由交织短条束状或漩涡状排列的梭形成纤维细胞样细胞组成。在分化较差的病例中，瘤细胞可呈长条束状、鱼骨样或人字形排列，类似纤维肉瘤。③单相上皮型：主要由上皮样细胞组成，呈腺样排列，此型罕见。④差分化型：包括 3 种亚型，分别由分化差的小圆形细胞、大圆形细胞和高度恶性的胖梭形细胞组成。3 种亚型的瘤细胞均具有明显的异

笔记

型性，核分裂象易见，易被误诊为其他类型的软组织肉瘤。

免疫表型：双相型滑膜肉瘤和单相纤维型滑膜肉瘤中的梭形细胞表达 CK（AE1/AE3）、EMA、Vimentin 和 Bcl-2，部分病例瘤细胞表达 CD99 和 Calponin，一般不表达 CD34、Desmin 和 SMA（本例 SMA 阳性，其余符合）。

遗传学特点：滑膜肉瘤分为单相型和双相型，单相型居多。90% 的滑膜肉瘤遗传学上具有特异性的 t（X；18）（p11；q11）异位，位于 X 染色体上的 *SSX* 基因（*SSX1*、*SSX2* 或 *SSX4*）与位于 18 号染色体上的 *SYT* 基因发生融合，并产生 *SYT-SSX* 融合基因。单相型滑膜肉瘤基因重排主要产生 *SYT-SSX1* 融合基因，少部分为 *SYT-SSX2* 融合基因，因此滑膜肉瘤可以通过分子遗传学证实。产生 *SYT-SSX1* 融合基因的患者比产生 *SYT-SSX2* 的患者更容易转移和复发，预后也更差。

影像学特点：PPSS 典型的 CT 表现为一边界清晰、不均匀强化的肿块。平扫时显示肿块密度不均，内含液化区域，代表坏死或出血。肿瘤可位于肺内或主要位于胸膜，但其确切起源常不易判定。常伴同侧胸腔积液，可代表急性或复发性血胸。围绕肿块可有磨玻璃样的致密缘。文献中仅 1 例有膈和纵隔淋巴结的增大。起自胸壁的滑膜肉瘤除显示边界清楚、不均匀强化的肿块外，还可有邻近的骨皮质破坏、肿瘤钙化、肿瘤浸润胸壁肌肉等。关于 PPSS 的 MRI 表现的报道主要集中于胸壁，发生于此处的滑膜肉瘤常显示为内部信号不均，在 MRI T_1WI、T_2WI 上呈中等信号强度，与胸壁肌肉信号相等；在 T_1WI、T_2WI 上均呈现为高信号的病灶，包括圆形具有明亮的液 – 液平面区域，代表出血和沉降的血肿。肿瘤内在 T_1WI 上呈低信号而在 T_2WI 上呈高信号的区域，系肿瘤坏死所致。在 T_2WI 上曾观察到肿瘤内有分隔、小叶。强化扫描不均匀符合小叶

笔记

状强化或肿瘤边缘明显强化。Frazier 等对 1 例患者行 PET/CT 检查，显示有 FDG 浓聚，标准摄取值（standard uptake value，SUV）达 7。本例患者术前肺部 CT 提示病变边界清晰，不均匀强化，外周强化明显，肿块密度不均，内含液化区域，病变周围可见磨玻璃样的致密缘，胸内少量胸腔积液。

因本病罕见，现无明确治疗指南，多数医疗单位治疗方式为手术 + 化疗/放疗或手术 + 化疗 + 放疗。本例患者治疗方式为手术 + 化疗，化疗方案为 VAC（长春新碱、阿霉素、环磷酰胺）方案。术后 2 个月，无复发迹象，随访中。

滑膜肉瘤预后不良，整体 5 年生存率为 38%～76%，也有研究提示其 5 年生存率为 50%。Spillane 等通过研究 150 名患者，随访超过 52 个月，提示其 5 年生存率为 57%。许多影响预后的因素在众多研究中被发现，如肿瘤直径 > 5 cm、男性、> 20 岁、广泛肿瘤坏死、高恶性程度、大量有丝分裂象、侵犯血管，都被认为是影响预后的重要因素。有研究认为肿瘤的完整切除是获得良好预后的重要因素，不过洁净切缘的复发率也有 18%。

许顺教授点评

滑膜肉瘤是源于关节、滑膜及腱鞘滑膜软组织的恶性肿瘤。以四肢的大关节为好发部位，也可发生于前臂、大腿、腰背部的肌膜和筋膜上。主要临床症状为局部肿胀、肿块、疼痛，活动受限为主，肺滑膜肉瘤较少见。本例患者术前经 CT 引导下穿刺活检，由于取材原因，提示平滑肌瘤，并未明确诊断为滑膜肉瘤。术中发现肿瘤与周围组织侵袭严重，术中病理回报为低度恶性间叶源性肿瘤，故将部分膈肌一并切除，同时行肺叶切除及淋巴结廓清术，力求达到根治。我院术后病理回报单相纤维型滑膜肉瘤，术后及时配合化疗，随访状态良好。滑膜肉瘤普遍预后差，易复发转移，5年生存率低，部分患者因反复复发经历多次手术。该例患者虽然目前看状态良好，手术切除彻底，但毕竟术中看肿瘤与周围组织存在侵袭，预后不容乐观，需继续密切随访观察。

笔记

025
右肺中叶隐球菌感染

病历介绍

患者，男，43岁，以"干咳伴胸痛1年余"为主诉入院。患者于2019年11月无明显诱因出现干咳，后伴右胸撕裂样疼痛，就诊于我院行肺部CT检查，提示右肺斑片影，给予系统抗感染治疗1个月，复查肺部CT示病变吸收不明显。2020年1月行纤维支气管镜活检，诊断为隐球菌感染。予以抗真菌治疗后，右肺斑片影逐渐吸收，但右肺中叶病灶变化不明显，现为求手术治疗入我科。自患病以来，患者无咳嗽、咳痰、胸闷、气短，饮食、睡眠、大小便如常，体重无明显减轻。

既往史、个人史：2017年6月行肾移植手术，曾输血5 U；否认高血压、冠心病、糖尿病病史；无烟酒嗜好。

笔记

125

辅助检查：心肺功能检查、血生化检查无明显异常。初治 CT 显示肿物较大（图 25 - 1），抗炎治疗后 CT 提示肿物有缩小，但无法达到完全消退（图 25 - 2）。

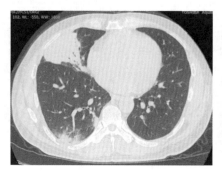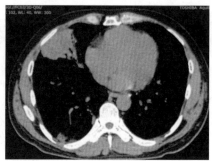

图 25 - 1　抗真菌治疗前肺部 CT 检查

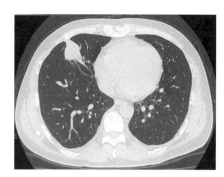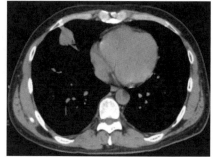

图 25 - 2　抗真菌治疗后肺部 CT 检查

手术情况：2021 年 1 月 7 日在全身麻醉下行胸腔镜辅助右肺中叶切除术。

术后病理：（右肺中叶）肉芽肿性病变伴坏死，结合活检病理，符合隐球菌感染（图 25 - 3）。

免疫组化结果：CD68（组织细胞 + ），CKpan（ + ），Ki- 67（2% + ）。

特殊染色结果：PAS 染色（ + ），六胺银染色（ + ），抗酸染色（ + ）。

术后情况：患者定期随诊复查，恢复良好。

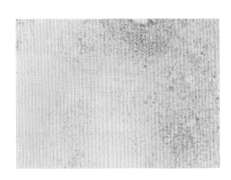

图 25 - 3　术后病理

临床讨论

　　肺隐球菌病多见于免疫功能不全的患者，而免疫功能正常的宿主很少受到影响。随着广谱抗生素、免疫抑制剂、糖皮质激素、细胞毒性药物的应用，以及器官移植、获得性免疫缺陷综合征患者的增加，肺隐球菌病发病率在免疫健全群体中正逐年上升。大多数临床医师难以鉴别肺隐球菌病，其不典型的临床表现导致诊断的延迟甚至是误诊，特别是结节肿块型肺隐球菌病。

　　肺部隐球菌感染，通常有以下 3 种影像学表现：第 1 种为肺内结节或肿块；第 2 种为肺实变；第 3 种为肺内网格样改变。对于肺部隐球菌感染的诊断最终需要组织病理学证据，如对痰液和支气管肺泡灌洗液进行收集培养，如果培养不成功，则需要进行肺活组织检查。对于持续影像学异常和抗真菌治疗无效的患者，应考虑手术。对于孤立的肺隐球菌病患者，手术有两个主要指征：第一，需要通过手术切除肺结节来排除恶性肿瘤；第二，持续传统抗真菌治疗但仍存在持续影像学异常。对于这种持续存在症状或体征的人群，有些学者建议手术切除而不是继续长期抗真菌治疗。一项研究也表明，当出现以下情况时应该考虑手术干预：第一，通过标准的

笔记

抗真菌治疗，在 3~6 个月后肺部病变无明显变化甚至增大时；第二，当患者出现咯血或形成肺脓肿，临床症状、体征无法控制时；第三，当病变难以与肿瘤区分时。对于肺部肉芽肿患者来说，手术可能是治疗肺部病变的一种有效、彻底的方法，并且可以防止其进一步扩散到中枢神经系统。对于无症状的肺隐球菌病患者，在病变被切除后，可以严密随访观察（通过临床、实验室、影像学检查），无须再行抗真菌治疗。

🩺 许顺教授点评

肺隐球菌病为新型隐球菌（有荚膜包绕的酵母菌）感染引起的亚急性或慢性内脏真菌病，主要侵犯肺和中枢神经系统，但也可以侵犯骨骼、皮肤、黏膜和其他脏器。本菌感染后仅引起轻度炎症反应，肺部有局限性或广泛性肉芽肿形成，坏死和空洞少见，钙化和肺门淋巴结肿大极为罕见；也可在胸膜下形成小结节。隐球菌可在脑部冠状切面的灰质部分产生病变，引起脑膜脑炎。肺部隐球菌感染的初期，多数患者可无症状；少数患者出现低热、轻咳，咳黏液痰，偶有胸膜炎症状。在艾滋病患者中隐球菌感染经常是广泛播散的。在免疫功能重度受损的患者中可以发生急性呼吸窘迫综合征。

该患者初期表现为胸部影像改变，类似于炎症。行支气管镜取病理提示隐球菌感染，CT 影像也并未出现典型霉菌球特征，但继续抗感染治疗后病灶始终无法消退，符合手术指征，遂行手术治疗。术后病理回报为肉芽肿及隐球菌感染，对于这种虽然有病理诊断，但是抗真菌治疗后影像学还存在异常者，积极手术切除还是会获得满意的治疗效果的。

笔记

第四章　食管纵隔疾病

026
食管癌术后出现乳糜胸

病历介绍

患者，男，55岁，以"食管癌2个月，新辅助化疗加免疫治疗2个周期"为主诉入院。患者于2个月前因有进食哽噎感就诊于当地医院，行胃镜检查提示距门齿32～37 cm处有肿物，环半周隆起，距门齿约43 cm处可见一隆起，病理结果为鳞癌（32～37 cm处），癌细胞浸润（43 cm处）。当时肺部CT提示双侧肺门、纵隔淋巴结肿大，双肺慢性炎症。遂就诊于我院肿瘤内科行化疗加免疫治疗，共完成2个周期（白蛋白结合型紫杉醇200 mg d1、d8，卡铂500 mg d1，卡瑞利珠单抗200 mg d1）。现依据影像学重新评估，考虑可行手术治疗收入院。近来患者无发热、声音嘶哑、饮水呛咳，无胸闷、气短，大小便正常。

笔记

行胸、腹腔镜＋食管癌切除＋胸腹两野淋巴结廓清＋胃代食管颈部吻合术。手术时创面渗出略明显。当时考虑新辅助化疗加免疫治疗致患者组织水肿的可能性大。

术后第 3 天开始，胸腔引流液明显增多，24 小时胸腔引流 1000～2000 mL。行胸腔积液乳糜试验证实为乳糜液。应用生长抑素静脉滴注，胸腔内注射高张糖，患者口服泛影葡胺治疗，均未见明显改善（图 26-1）。遂决定于术后第 13 天行开胸探查，行经右胸导管结扎术。

手术情况：术中探查见胸腔内局部粘连。清除胸腔内乳糜样积液。沿奇静脉纵行方向切开纵隔胸膜后，在奇静脉与主动脉之间找到胸导管（本次手术前 5 小时让患者口服 100 mL 橄榄油，利于术中显露胸导管）。沿胸导管向上纵隔探查，于奇静脉弓左右区域，可见一处破口不断有乳白色液体溢出。将胸导管双重结扎后，上述破口处立即停止液体溢出，再结扎该破口处。手术过程顺利。

术后情况：第 2 次手术后 4 天复查肺部 CT，提示右侧胸腔内积液明显减少，且皮下气肿消失（图 26-2）。术后第 6 天出院。

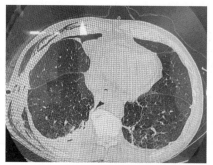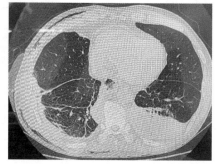

图 26-1　食管癌术后乳糜胸经保守治疗后无缓解，且存在皮下气肿　　图 26-2　胸导管结扎术后第 4 天肺部 CT 检查

临床讨论

　　胸导管结扎术前 5～6 小时让患者口服 100 mL 橄榄油或者奶制品，有利于术中显露胸导管，防止误伤。一部分食管癌术后乳糜胸患者，经保守治疗后可好转。如术后辅以生长抑素治疗，清淡无脂饮食，可免于再次开胸手术。但本例患者术后有 5 天引流液都在 2000 mL 左右，虽然为淡黄色液体，但都是肠外营养支持治疗，也不能排除乳糜胸诊断，因此针对此病例，我院采取积极处理意见，果断行开胸探查 + 胸导管结扎术，为患者的术后恢复提供了帮助。患者第 2 次手术后恢复良好，出院后复查均恢复良好。

许顺教授点评

　　食管癌手术创面大，术后并发症多。乳糜胸为常见并发症之一。我们中心初步总结出一套针对食管癌术后乳糜胸的预案，已在科内常规开展，具体如下。

　　①首先术前加强胸导管的显露。术前 4～6 小时嘱患者饮用 100 mL 橄榄油或者混合奶制品。②术中注意操作谨慎，如可疑胸导管或其分支有损伤，术中直接预防性低位结扎胸导管。③术后出现严重乳糜胸，经保守治疗 1 周未见好转，积极开胸结扎胸导管；如患者状态差无法耐受手术可请介入配合行胸导管栓塞术。

笔记

027
迟发性食管异物伴主动脉
食管瘘、食管气管瘘

📋 **病历介绍**

    患者，男，46岁。2020年5月7日，患者因误吞鸭骨架来我院就诊，于内镜下行食管异物取出术（图27-1）。胃镜可见在距门齿30 cm处有异物横跨于食管腔（图27-2A），异物顺利取出（图27-1A～图27-1C）。取出后建议患者禁食水2小时，进流食3天、软食1周，如出现胸痛、黑便等症状，需要及时就医。患者于2020年5月19日突发呕血、胸痛，再次来我院急诊，经胸外科、血管外科、介入科、麻醉科等多学科会诊后，拟行手术治疗。

    因患者呕血量较大，约2000 mL，生命垂危，完善肺部CT增强扫描后考虑诊断为纵隔严重感染、纵隔脓肿、假性动脉瘤形成。考虑患者病情复杂，治疗过程分为两步：第一步由血管外科对破裂的

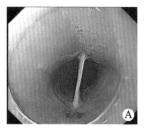
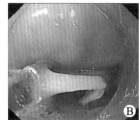
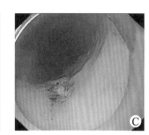
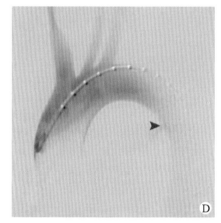
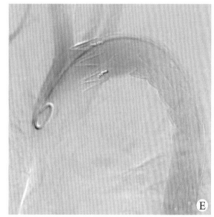
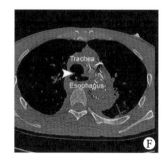
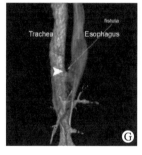
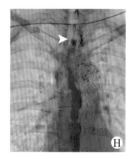

A. 食管异物支撑于食管腔中；B. 食管异物近景；C. 食管异物移除后，发现有食管黏膜损伤；D. 血管造影发现主动脉有破口，如黑色箭头所示；E. 主动脉支架置入成功；F、G. 通过影像学发现有食管气管瘘；H. 食管支架置入成功。

图 27 -1　治疗过程

胸主动脉进行胸主动脉腔内修复（thoracic endovascular aortic repair，TEVAR）手术，第二步由胸外科进行胸腔镜下纵隔脓肿清除手术。

手术情况：手术过程中血管造影可见距左侧锁骨下动脉约 4 cm 弓部小弯侧破裂口，造影剂大量溢出（图 27 - 1D，图 27 - 2B），采用 Metronic 26-26-150 覆膜支架自左锁骨下放至远端，成功封堵

（图27－1E，图27－2C）。再由胸外科进行胸腔镜下纵隔脓肿清除，术中吸出300 mL血性液体，打开纵隔胸膜，可见大量黄白色脓性液体和血性渗出液，不断冲洗，放置引流管。2020年5月22—26

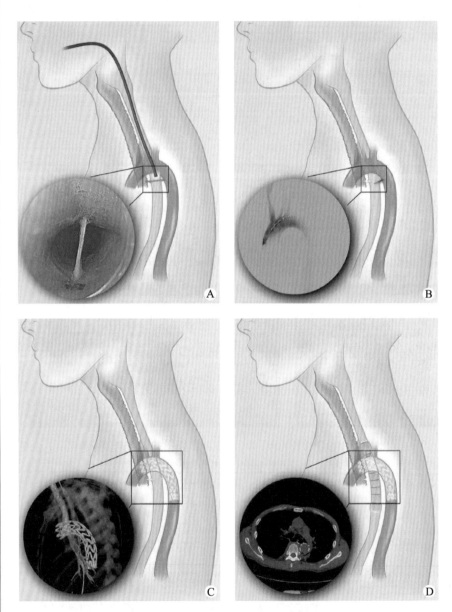

A. 异物横跨于食管腔；B. 主动脉有破裂；C. 成功置入主动脉支架；D. 成功放置食管支架。

图27－2　治疗过程示意

日患者在重症监护室接受抗感染、补液和对症治疗，病情逐渐平稳。5 月 27 日放置空肠营养管时，导丝进入气管，怀疑有食管气管瘘，之后通过气管 3D-CT 证实在主支气管道存在食管气管瘘（图 27 – 1F，图 27 – 1G），瘘口大小约 2 cm × 3 cm。随着食管气管瘘的逐步扩大，在加强营养支持治疗的同时，由介入科行食管支架（MTN-20-140 mm）置入术（图 27 – 1H，图 27 – 2D）。

术后情况：经过 43 天的抗感染、营养支持等对症治疗后，患者于 7 月 3 日进流食，无不适，之后顺利出院。

🔬 临床讨论

食管异物属于胸外科急诊的常见病例，异物易于食管第 1 狭窄处卡住，亦可能在食管第 2、第 3 狭窄处停留。约 98% 的食管异物可在电子纤维食管镜或胃镜下行异物取出术；仅少数位于心脏、大血管附近的异物，或一些带钩、带爪、边缘锋利的易嵌顿在食管第 2、第 3 狭窄处并刺入食管壁内的高危异物，不能行电子纤维食管镜或胃镜下异物取出术，如强行取出异物，极容易导致食管穿孔、主动脉出血、主动脉食管瘘、食管气管瘘、胸腔感染、纵隔脓肿等严重并发症，使患者病情加重甚至死亡。胸主动脉出血、食管穿孔等是胸外科的危重急诊，如延误就诊或处理不当，往往危及患者生命，病死率为 20% ~ 35%。本例患者同时伴有食管穿孔、严重的纵隔感染、纵隔脓肿、胸主动脉破裂和食管气管瘘，在国内外尚属罕见。本例患者就诊时病情危重，随时可能死亡，在既往类似病例中，患者死亡率极高，这次在我院的精心治疗下，多科合作，强强联合，采用了最新的医学微创技术，才成功挽救了其生命。

笔记

137

🩺 许顺教授点评

　　食管异物为胸外科急诊的常见情况，患者吞入的异物形态各异，异物卡住的位置也各不相同，需要针对每位患者个别情况具体分析。多数情况下可由耳鼻喉医师或内镜医师取出。正常情况下，虽取出异物后，也应该继续禁食水，留观一段时间。大多数患者瘘口可自行愈合。该病例出血严重，但就诊及时，我们科室积极组织会诊，血管外科对破裂的胸主动脉进行胸主动脉腔内修复手术，同时我们科行纵隔脓肿清除手术，可谓是一次成功的多学科联合抢救病例。本例患者在取出异物后出现迟发性的大出血，提示我们在临床工作中对于食管异物病例要提高警惕，密切观察患者症状的变化及有无发热及胸痛，在取出后的初期注意间断复查 CT，必要时候可以增加在急诊留观时间或收入病房。

028
新辅助化疗后腔镜下
食管癌根治术

病历介绍

　　患者，男，68岁，以"吞咽困难2个月"为主诉入院。行肺部CT检查提示食管肿物，伴纵隔淋巴结增大；胃镜检查发现食道距门齿29～35 cm处隆起样病变；颈部超声可见颈部淋巴结肿大。患者行新辅助化疗2个疗程（顺铂＋5-氟尿嘧啶方案），后复查肺部CT，提示食管肿物、淋巴结明显减小。既往身体健康。

　　胸部平扫3D-CT如图28－1～图28－3所示。

　　术前胃镜病理诊断（图28－4）：（距门齿29～35 cm）食管鳞状细胞癌。

　　手术情况：2020年10月15日在全身麻醉下行胸腔镜下食管次全切除、胃代食管颈部吻合、颈胸腹三野淋巴结廓清术。

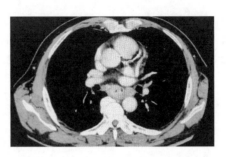

食管中段管壁不均匀增厚、强化，管腔变窄，黏膜凹凸不平，周围可见肿大淋巴结。

图 28 – 1　新辅助化疗前胸部 CT 检查

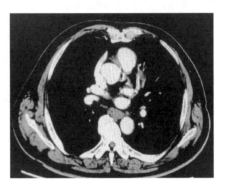

食管中段管壁不均匀增厚、强化，管腔变窄，黏膜凹凸不平，周围可见肿大淋巴结。对比新辅助化疗前，有所减小。

图 28 – 2　新辅助化疗后胸部 CT 检查

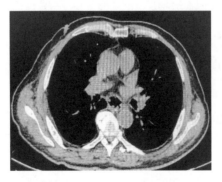

图 28 – 3　术后 1 个月胸部 CT 检查示符合胃食管术后改变

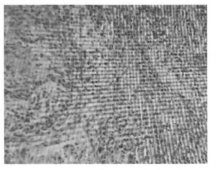

图 28 – 4　术前胃镜病理

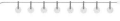

术后病理和免疫组化：鳞状上皮增生伴慢性炎症，局灶呈肉芽肿性病变。L1（1/1）、L101（1/3）淋巴结转移，L4（0/2）、L7～L7b（0/9）、L104L（0/3）、L104R（0/7）、L105（0/1）、L106（0/6）、L107（0/1）、L110（0/0）、L111～L112（0/3）淋巴结未见癌。

临床讨论

食管鳞状细胞癌（esophageal squamous cell carcinoma，ESCC）是我国主要的食管癌类型，具有较强的侵袭性；其发病原因多样，与长期进食亚硝胺类化合物含量过高或含有真菌毒素的食物、慢性理化刺激、炎症等有关；其发病率随年龄增长而增加，多见于中老年男性，具有一定的地区分布特点，北方较南方多见；早期无典型的临床症状，中、晚期症状典型，最典型症状为进行性吞咽困难，亦可有其他症状，如食物反流、咽下疼痛、长期进食不足导致的营养不良等。胃镜、活检组织病理学检查是诊断和鉴别食管鳞状细胞癌的主要手段。

食管癌的预后主要取决于确诊时的临床分期。早期食管癌患者经手术治疗后，5年生存率可达90%以上；而中、晚期食管癌患者经手术治疗、放疗和化疗后，5年生存率仍不足30%。

如果病灶范围＜2 cm、肿瘤局限于黏膜固有层或黏膜肌层，肿瘤为中高分化，淋巴结转移、局部复发或远处转移的风险很小，内镜切除是NCCN指南推荐的治疗方式；相反，如果病灶＞2 cm、肿瘤已浸润至黏膜下层，分化程度差或伴有脉管侵犯，原则上应考虑手术或根治性放、化疗。越来越多的临床研究表明，术前新辅助治疗有助于提高食管癌的治疗效果。对于局部进展期食管鳞状细胞癌，近年来的临床指南着重强调术前诱导治疗。随着术前诱导治疗

笔记

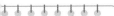
逐步成为规范的治疗模式，局部进展期食管鳞状细胞癌的整体治疗效果获得了明显提高。

食管是连接咽部和胃部的消化器官，其走行跨越颈部、胸部、腹部。而食管癌的生物学行为较为复杂，需要结合多项指标，以判断其潜在的复发、转移风险，其中包括肿瘤性质（鳞癌或腺癌）及其淋巴结转移区域。由于食管管壁和周围有着丰富的淋巴脉管网络，因而，食管癌可能出现的淋巴结转移也涉及颈、胸、腹多个区域。

临床数据显示，超过半数的食管癌患者就诊时已存在淋巴结转移，因此在食管癌手术中，通常会对这些区域进行淋巴结清扫，以降低疾病的复发、转移风险。

食管癌淋巴结清扫范围多大才合适？是选择对中下纵隔、上腹部和颈胸交界范围的淋巴结进行"二野"清扫，还是选择"二野＋颈部"范围的"三野"淋巴结清扫？这一难题在食管癌研究领域一直存在着争论。

通常来说，食管癌淋巴结清扫范围越大，手术效果越好，患者复发、转移风险越低；与此同时，扩大范围的淋巴结清扫也会增加乳糜漏、喉返神经损伤等并发症的发生风险，进而影响患者的生活质量。因此，不同医学中心的胸外科专家们对食管癌手术淋巴结清扫范围持有不同观点。

本例患者术前进行了规范的新辅助化疗，且术前颈部淋巴结彩超提示颈部淋巴结增大，故术中予以颈、胸、腹三野淋巴结清扫，术后患者未出现不良并发症。术后随访12个月，患者无复发、转移等迹象出现。

许顺教授点评

胸腹腔镜联合食管癌切除、胃代食管颈部吻合术已经是胸外科日常开展的标准食管癌手术。相比于既往开胸手术，腔镜下视野更好，对于左右侧后返神经旁淋巴结的廓清更为彻底。但是一些局部进展期的食管癌，局部侵袭严重，尤其中段癌症，其发病率高，与主动脉弓或与左主支气管相邻处侵袭严重，如直接手术可能造成探查或者姑息切除，或造成严重的大出血或胸导管损伤，以及术后出现乳糜胸等，增加手术风险。对于此类患者，可先行新辅助治疗，待病灶缩小后可大大提高肿瘤的切除率。

本例患者术前食管中段病灶稍粗，周围淋巴结肿大，直接手术风险较大，利用术前新辅助治疗缩小了肿瘤，降低了手术难度。同时，颈部存在增大淋巴结，行三野淋巴结廓清，术后病例证实存在淋巴结转移，为一例成功治疗的典范。

笔记

029

青少年异位甲状旁腺腺瘤致原发性甲状旁腺功能亢进

病历介绍

患者，男，15岁，以"四肢疲劳伴慢性骨痛5年"为主诉入院。1年半前，患者在与同学掰手腕时发生右上肢骨折。1年前，由于用力过度，同一部位再次发生骨折。2个月前，患者跌倒，发生左膝髌骨骨折。自患病以来，患者情绪焦虑，饮食、睡眠差。2个月内体重减轻约10 kg。

体格检查：BMI 14.78 kg/m²（没有乳糜泻的证据），患者身材苗条，脸色苍白，无畸形或发育异常，颈部未触及肿块。

实验室检查：血清钙4.29 mmol/L，白蛋白42.7 g/L，血清甲状旁腺激素（parathyroid hormone，PTH）112 pmol/L，血清碱性磷酸酶1971 U/L。

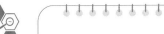

影像学检查：手、膝和头骨 X 线检查显示明显的骨质减少（图 29 - 1）。腰椎（L_1 ~ L_4）骨密度（bone mineral density，BMD）Z 评分为 - 2.9 分。腹部超声显示双肾多发结石，最大结石直径为 1.52 cm。颈部超声检查无明显异常。纵隔 3D-CT 显示上纵隔有 1 个富血管结节（图 29 - 2），经 99mTc-MIBI 甲状旁腺显影证实（图 29 - 3）。

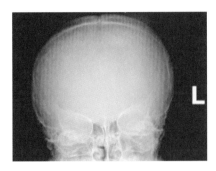
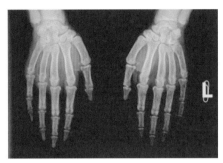

图 29 - 1 X 线检查

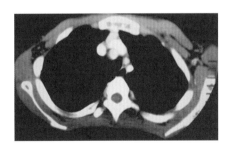

图 29 - 2 纵隔 3D-CT 检查

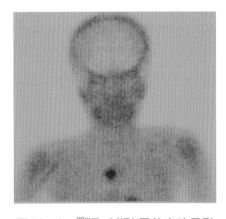

图 29 - 3 99mTc-MIBI 甲状旁腺显影

手术情况：经胸外科、头颈外科、放射科和内分泌科进行多学科小组会诊后，患者接受了正中切口手术。术中在右下胸腺发现一块 5 cm×1 cm×1 cm 的柔软的棕色物体，并将其切除（图29-4）。

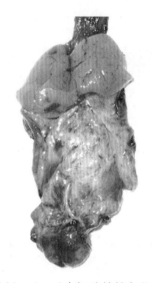

图 29-4　手术切除的棕色物体

术后病理：胸腺内异位甲状旁腺腺瘤。

术后情况：患者术后面部和四肢严重麻木，应是由血钙水平快速下降所致（术前 4.29 mmol/L，术后降至 1.81 mmol/L）。术前白蛋白 42.7 g/L，术后白蛋白 47.9 g/L。静脉滴注 10% 葡萄糖酸钙 20 mL（钙离子 2 g）、1 天 1 次，口服 600 mg 碳酸钙 D_3、1 天 3 次，可有效缓解症状。术后 1 周，血清 PTH 和血清钙水平均恢复到正常范围。

随访情况：在随访 6 个月和 1 年时，患者 BMI 分别提高到 17.53 kg/m^2 和 18.51 kg/m^2。随访 1 年的门诊检查显示腰椎（$L_1 \sim L_4$）BMD Z 评分恢复至 -0.8 分，肾结石消失。本例患者在接下来的 4 年中没有出现甲状旁腺功能亢进的症状或体征。

临床讨论

原发性甲状旁腺功能亢进（primary hyperparathy roidism，PHPT）首次报告于 20 世纪初。由于临床化学分析仪的发展，诊断数量在 20 世纪 70 年代大幅增加。PHPT 的发病率为 0.0004% ~ 0.082%，以女性为主，发病高峰在中年和老年。青少年病例罕见，可能是因为 PHPT 通常无症状，或者青少年无法识别非特异性体征和症状，导致诊断不准确或不及时。本病例报告可提高临床医师对青少年 PHPT 的认识。

80% 的 PHPT 患者为单一腺瘤，5% 的患者为多发腺瘤。10% ~ 15% 的病例由甲状旁腺增生引起，很少由甲状旁腺癌引起（<1% 的病例）。有特点的是，在对青少年 PHPT 进行的文献回顾中，我们发现大约 30% 的报告病例与异位甲状旁腺癌相关（2/7，28.6%）。然而，由于报告数量有限，年龄与异位甲状旁腺癌引起 PHPT 之间的因果关系尚不能确定。

甲状旁腺由第 3 和第 4 咽囊内胚层发育而来，位于颈部，可随胸腺下降。胸腺是一种特殊的初级淋巴器官，在青春期之前一直增大，在儿童时期的免疫系统中起着关键作用，随后萎缩。因此，年轻患者异位甲状旁腺腺瘤的定位和切除极具挑战性。临床医师应该意识到青少年存在因异位甲状旁腺腺瘤而发生 PHPT 的可能性，并需了解异位甲状旁腺腺瘤的诊断和治疗指南。

异位甲状旁腺腺瘤/癌引起的 PHPT 应通过甲状旁腺切除术治疗，可通过对靶腺的精确术前定位使手术探查的范围最小化。检测方法包括术前 ^{99m}Tc-MIBI 甲状旁腺显影，敏感性为 68% ~ 86%。纵

147

隔显像的假阳性结果可能是由于肺癌转移或纵隔肿瘤如胸腺瘤、精原细胞瘤和淋巴瘤所致；阴性结果为多个腺瘤和增生。我们在对青少年 PHPT 的文献回顾中发现，7 例病例报告中有 6 例在手术前使用血流灌注显影对靶器官进行定位，阳性结果占比为 66.7%；其余病例涉及异位甲状旁腺腺癌，影像学检查呈阴性（33.3%）。四维CT（4D-CT）也可成功定位异位甲状旁腺腺瘤。

我们建议对所有有症状的 PHPT 患者进行甲状旁腺切除术，并且也建议大多数无症状患者行手术治疗，但切除异位甲状旁腺腺瘤的最佳手术方法仍有争议。经颈部入路可能适合切除大部分功能亢进的纵隔甲状旁腺腺瘤。传统的胸骨正中切开术适用于纵隔深部的甲状旁腺腺瘤。最近，胸腔镜手术作为一种微创手术，可最大限度地降低并发症的发生，并有美容效果。颈部入路可用于术前局限于主动脉弓或上纵隔区域的病变。

成功切除功能亢进的甲状旁腺后，甲状旁腺激素水平可下降50% 以上，患者容易出现低钙血症，表现为血钙水平迅速下降和（或）痉挛。在本病例中，患者在术后第 1 天出现了低钙血症，通过口服补钙 1 周纠正。因此，有必要密切监测血钙水平的动态变化。切除功能亢进的甲状旁腺能降低患者术后 10 年内的骨折和肾结石发生风险。

本病例为一例罕见的青少年异位甲状旁腺腺瘤引起的 PHPT 病例，我们通过本病例及文献回顾得出：在患有 PHPT 的青少年患者中，异位甲状旁腺腺癌引起的 PHPT 发病率较高；术前准确定位异位甲状旁腺病变，对于减少术中探查，不仅是有帮助的，而且是必要的；术中监测血清 PTH 水平也有助于确定手术治疗的充分性。

许顺教授点评

　　甲状旁腺腺瘤是由主细胞、嗜酸细胞、过渡型嗜酸细胞或混合构成的良性肿瘤，多见于中老年人，女性多于男性。腺瘤可以是功能性或非功能性，功能性腺瘤切除后即刻出现甲状旁腺激素水平下降。本病是原发性甲状旁腺功能亢进最常见病因。异位甲状旁腺腺瘤较少，最常见的异位位于气管食管沟。而胸腺的胚原基与之分离并继续下降至纵隔，若下降过程中下甲状旁腺的胚原基在中途停止或伴随胸腺胚原基一起继续下降就会引起位置变异。异位的下甲状旁腺的位置变化较大，可以出现在从下颌角至心包的任何地方，常见的位置包括胸骨上窝、胸腺内、前上纵隔内、颈动脉鞘内、甲状腺内、梨状窝等，约 20% 异位于纵隔。

　　本例患者年龄较小，因甲状旁腺亢进症状就诊，结合术前 CT 影像及核医学影像，判断纵隔区不除外异位甲状旁腺腺瘤存在，故行前纵隔肿物切除术。术后病理证实为胸腺内异位甲状旁腺腺瘤，同时患者血钙水平恢复正常，结石消失，取得了满意的治疗效果。

笔记

第五章　胸壁疾病及急诊

030
后天性漏斗胸合并肺大疱

病历介绍

患者，男，17岁，因右侧胸痛5天于当地医院就诊，行肺部 CT 检查发现右侧气胸，行胸腔闭式引流术后好转，但拔管后再次发作，为求进一步诊治于我院就诊。

入院后查体：听诊右肺呼吸音弱，同时可见剑突明显凹陷，存在后天性漏斗胸。肺部 CT 检查进一步证实右肺大疱、后天性漏斗胸诊断（图 30-1），Haller 指数 4.42。与患者监护人充分交代病情后，监护人选择予以患者同时行肺大疱切除、NUSS 法漏斗胸矫形手术。随后完善术前相关检查，为患者行胸腔镜下 NUSS 法漏斗胸矫形手术、右肺上叶肺大疱切除手术。

手术情况：患者仰卧位，取前胸壁凹陷处最低点对应肋间入

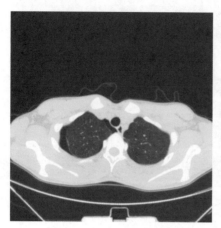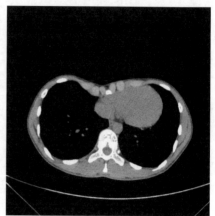

图 30 - 1　肺部 CT 检查

胸，术中反复探查后确认只在右肺尖处存在肺大疱，应用腔镜切割闭合器将其切除，随后置入钢板 1 枚。

术后情况：术后矫形效果良好，肺部复张良好。术后复查可见钢板置入位置良好，未见气胸复发（图 30 - 2）。

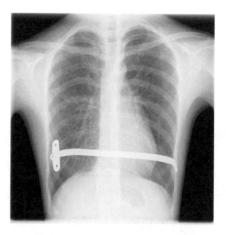

图 30 - 2　术后复查胸部 CT

临床讨论

漏斗胸是一种先天性疾病，具有显性遗传的性质，好发于男

笔记

性。有研究指出，漏斗胸男女患病比例为 4∶1。漏斗胸在婴儿期的发作症状并不明显，通常需要几个月或者几年的时间才能确诊；其具有明显的外形特征，如肩膀前倾、前胸凹陷、体态偏向于驼背等，伴随明显上腹突出情况；严重时可以压迫心肺，从而引起患者呼吸和循环功能衰竭。

有研究指出，漏斗胸患者肺大疱的发生率高达 26.5%，同时肺大疱患者通常具有较高的身高和 Haller 指数，且更容易发生自发性气胸。对于漏斗胸患者，Haller 指数大于 3.615 是预测自发性气胸的良好指标。在矫正手术前，肺部 CT 检查对于计算 Haller 指数、发现肺大疱具有重要的作用。

许顺教授点评

漏斗胸为青少年常见的一种胸壁畸形，常需要手术治疗。本中心已经成功开展 Nuss 法胸壁矫形手术多年。同时，少部分此类患者会合并肺部发育异常，如肺大疱，部分也会出现自发性气胸。

本例患者采用微创入路，在矫正胸部畸形同时一并切除肺大疱，避免了二次手术，减少了患者的痛苦，也减少多次麻醉住院费用，是个体化医疗的成功典范。

参考文献

1. WU T H, HUANG T W, HSU H H, et al. Usefulness of chest images for the assessment of pectus excavatum before and after a Nuss repair in adults. Eur J Cardiothorac Surg, 2013, 43(2): 283 - 287.

2. HUANG H K, HUANG Y J, LIN K H, et al. Severity of pectus excavatum is a risk factor for primary spontaneous pneumothorax. World J Surg, 2020, 44(6): 2035 - 2041.

031
膈肌单相型滑膜肉瘤

病历介绍

　　患者，女，28岁，以"检查发现右胸内肿物7年"为主诉入院。患者7年前体检时行胸部DR示右肺下野梭形模糊影，伴右侧肋膈角变钝，进一步行肺部平扫CT示右侧膈肌肿物伴少量胸腔积液。7年间行抗感染治疗、抗结核治疗，病变均未见明显改变。入院前患者出现呼吸困难症状，为求进一步诊治入院。近来患者无发热、咳嗽、咳痰、咯血、胸腹痛、乏力等不适。饮食、睡眠一般，大小便如常，体重轻微降低。

　　既往史、个人史：无肿瘤病史，无吸烟、饮酒史，无粉尘、放射线及污染物接触史。

　　辅助检查：血生化、心肺功能检查未见明显异常。

腹部 CT 增强扫描：右侧膈肌软组织密度肿物影，大小约 3.9 cm×3.6 cm，邻近肝脏组织呈受压改变（图 31 – 1）。

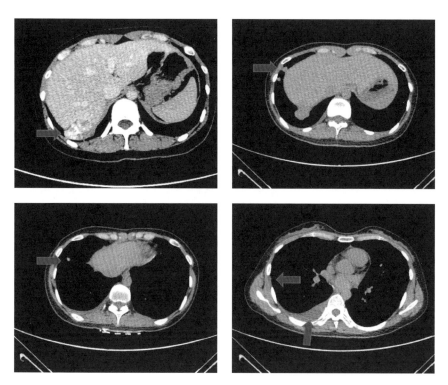

图 31 – 1　肺部 CT 及腹部 CT

肺部 CT：右肺中叶、下叶可见多个软组织密度结节影，右侧胸膜多发结节样增厚，右侧胸腔内可见少量液体密度影。

手术情况（图 31 – 2）：经腹采取反 L 形切口，右侧膈肌肿物切除，右肺中叶部分切除、下叶部分切除，胸膜结节切除活检，膈肌补片修补。术中可见肿物位于右侧膈肌，与肝脏膈面关系密切，完整切除后经膈肌缺损处探查胸腔内情况，可见胸膜表面、右肺中叶及下叶存在多个结节，一并予以切除。由于膈肌缺损较大，遂利用心包补片进行修补。

术后病理：单相型滑膜肉瘤。

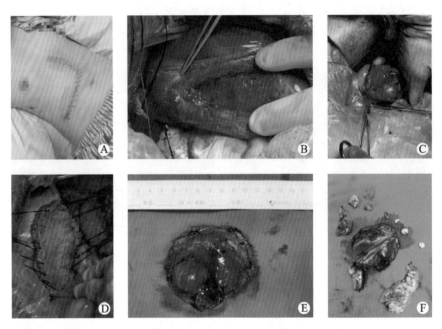

图 31 -2　手术过程

临床讨论

　　软组织肉瘤是一种罕见的恶性肿瘤，占恶性肿瘤的 1% 左右，占胸部恶性肿瘤的 0.01% 左右。滑膜肉瘤是一种独特的软组织肿瘤，占所有软组织肉瘤的 5% ~ 10%，最常见于年轻人四肢，起源于关节附近的多潜能间充质细胞，如肌腱、腱鞘和筋膜、腱膜等。滑膜肉瘤也会发生在关节腔和其他与关节腔无关的部位，如头颈部、下背部、腹壁、泌尿生殖道、胸壁、胸内和其他更为罕见的部位，如本病例中的膈肌。滑膜肉瘤也可以表现为原发性纵隔肿瘤，其形态特征与四肢发生的相似。滑膜肉瘤的典型组织学表现为上皮细胞和梭形细胞成分的混合，呈现双相模式。然而，其中一些肿瘤仅显示一种细胞成分，被归类为单相梭形细胞型滑膜肉瘤或单相上皮细胞型滑膜肉瘤。

　　滑膜肉瘤的治疗方式主要以手术切除为主，化疗与抗血管生成药物的联合应用目前也在尝试作为手术前后的辅助治疗。

许顺教授点评

　　滑膜肉瘤为胸外科少见的恶性肿瘤，局部易播散，根治性切除困难，预后差，一般好发于四肢。本例患者发生于胸腔，病史较长，发展较缓慢。术中发现病灶侵袭严重，为了保证切除范围，减少复发率，将累及的肺及胸膜膈肌一并切除，同时对膈肌进行修补，取得了良好的手术效果。滑膜肉瘤术后生存率低，注意对患者进行随访，同时建议患者继续行放化疗等综合抗肿瘤治疗。

032
波伦综合征合并同侧
脂肪瘤和右位心

病历介绍

　　患者，男，22岁，以"左侧胸壁肿物，无乳头5年"为主诉就诊于我院。患者出生时该肿物直径约0.5 cm，之后肿物直径随患者的生长发育缓慢增长。在入院前5年，该肿物直径从3 cm迅速增长到10 cm。

　　个人史、家族史：患者首胎出生，父母均体健，非近亲结婚，无出生缺陷家族史。

　　体格检查：患者左侧无乳头，同侧胸壁测到最大直径10 cm、无触痛的柔软肿物，按压时轻微移动，边界清晰（图32-1）。胸壁左下侧呼吸音减弱，心尖冲动点位于右侧胸壁。未发现心脏杂音。未见颅面部畸形，四肢发育正常。

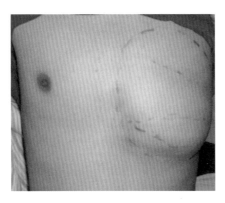

图 32 - 1　胸壁前视

辅助检查：胸部 X 线示左侧第 4 肋软骨缺如，脊柱侧弯，右位心和膈疝（图 32 - 2）。

胸部 CT：左侧胸壁畸形，胸大肌、胸小肌发育不良，胸壁肿物 10 cm ×9 cm ×4.5 cm，为脂肪密度（图 32 - 3）。

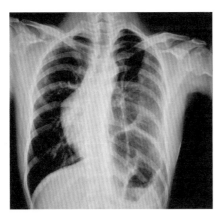
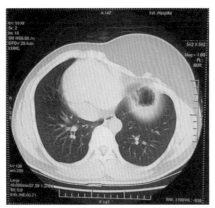

图 32 - 2　胸部 X 线片　　　　图 32 - 3　胸部 CT

肺功能检查：轻微限制性通气障碍，其余检查结果均为阴性。

临床讨论

目前有若干理论来解释波伦综合征（Poland syndrome）的发病

机制。机械因素、常染色体显性遗传、多因素遗传、辅助性遗传、畸形效应和胎儿发育过程中锁骨下动脉的中断都被认为是波伦综合征发病的可能原因。虽然没有单一的理论能够成功解释波伦综合征患者的各种临床症状，但大多数学者都赞成妊娠第6周时胎儿锁骨下动脉或椎动脉的血管发育缺陷的假说。根据这一假说，锁骨下动脉血液供应的中断将导致胸大肌和乳房发育不良、肋骨缺陷、四肢畸形和胸壁皮下组织发育不良。这一理论并不能合理地解释同侧胸壁脂肪瘤迅速增长，因为这需要有良好的血供（图32-4）。另一个假说是，受精后的16~28天中胚层外侧板的发育中断可能会导致胸壁骨骼、肌肉和结缔组织的缺陷。如果这个假说正确，那么波伦综合征合并同侧胸壁脂肪瘤就与之矛盾。据我们所知，本例患者是文献中首次报道波伦综合征合并同侧胸壁脂肪瘤的病例，我们不知道这是罕见的偶然病例，还是可以作为上述发病机制的悖论存在。

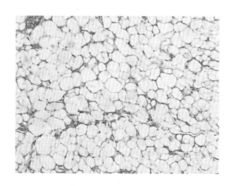

图32-4　HE染色可见大量的脂肪细胞（×40）

在之前已经报道的36例波伦综合征中合并右位心的发生率为5.6%~11.5%。在所有37个病例（包括本病例）中，均在左侧发现了右位心，因此右位心是波伦综合征的组成部分是合理的。右位心可由心脏右移位或者右旋转引起，前者是由于左胸腔的减少或左侧内部结构的占用，后者可能是由于心脏在发育过程中旋转异常。

笔记

我们认为波伦综合征中的右位心是右移位的结果，而不是右旋转的结果。这一结论基于以下证据：首先，右旋心是一种完全性内脏逆位的胚胎畸形。然而，在所有的 37 个病例中，只有 1 例出现了这种异常。其次，据报道，96%～98% 的先天性心脏病患者伴有孤立性右位心，但是除了 1 例是完全性内脏逆位之外，其他 36 例患者中只有 3 例（8%）有先天性心脏缺陷，包括 1 例室间隔缺损、2 例房间隔缺损，这表明波伦综合征患者的右位心可能不同于通常的孤立性右位心。最后，Torre 和他的同事发现，右位心总是与波伦综合征和 2 根或 2 根以上肋骨发育不良有关。这些患者的右位心实际上很可能是一种右移位。因为单根肋骨缺陷不会使胸腔受到太大挤压而导致心脏移位，但本例患者仅仅累及第 4 肋，却出现右位心，我们推测为罕见的复杂膈疝在胸腔里施加了额外的压力，从而导致心脏右移位。

这是文献中首例波伦综合征合并右位心和同侧脂肪瘤。与之前报道的所有波伦综合征病例不同，在本病例中，皮下组织的发育不良总是发生在受影响的一侧胸壁。本病例丰富了我们对波伦综合征的临床认知，并为我们提供一个新的窗口去了解与这种疾病相关的各种复杂异常的确切病因和基本机制。

许顺教授点评

波伦综合征，又称胸大肌缺损、短指并指综合征，是由于患者在胎儿期上肢胚芽发育受阻或分化障碍所引起的病症。典型的波伦综合征症候群包括胸壁、脊柱及上肢畸形。本病的发病率非常低，少数有家族史，大多为散发。在男性中发病率比较高，该症状一般发生于患者身体一侧，发生在双侧的情况很少。该病主要以手术治疗为主，及时治疗者一般预后良好。本例患者为首例报道波伦综合征合并右位心和同侧脂肪瘤，与之前报道的所有波伦综合征病例不同，故在此呈现给大家。本例患者仅仅累及第4肋，却出现右位心，尽管有数种假说，但是此病的发病机理还有待研究。希望年轻医师在临床工作中，遇到一些罕见的病例要注意收集资料，养成记录总结的好习惯。

笔记

033
胸腔闭式引流管
误入其他器官

病历介绍

    患者，男，55 岁，以"发热 1 周，咳出大量暗红色血痰"为主诉来诊。

    既往史：15 年前因车祸行右肺中下叶切除术。12 年前因右肺上叶出现肺脓肿，行右肺上叶切除术，术后患者病情平稳。患有糖尿病，平时控制不佳。1 周前患者出现发热，体温最高 38.1 ℃，伴咳嗽，咳出大量暗红色血痰。入院前 1 天出现皮下气肿，并迅速蔓延至头颈部，出现呼吸困难。入院后，完善相关血生化检查和肺部 CT，结果提示广泛皮下气肿，纵隔右偏，右侧胸腔包裹性空腔。

    手术情况：因患者有发热病史，咳出大量血痰，不除外支气管胸膜瘘，故欲行胸腔闭式引流术。但患者既往有两次分期右全肺切

165

除术史，纵隔右移，右侧胸腔的包裹性空腔基本靠近胸腔后部，前方有心脏阻挡。胸腔引流管置入后，引流出大量暗红色血液（约200 mL），立即夹闭引流管。立即复查肺部CT增强扫描（图33-1），结果提示胸腔闭式引流管插入右心房。急诊行胸骨旁切口心房修补术，术中重新留置胸腔闭式引流管。

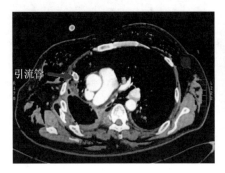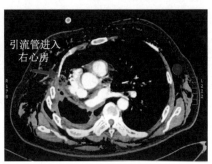

图33-1　肺部CT增强扫描

术后情况：术后患者皮下气肿逐渐消失，未出现血痰，术后1周顺利出院。

临床讨论

胸腔闭式引流术是胸外科常见的处置措施，其适应证为：中等量气胸或张力性气胸；外伤性中等量血胸；持续渗出的胸腔积液；脓胸、支气管胸膜瘘或食管瘘；开胸术后。一般情况下，气胸时在第2肋间锁骨中线行胸腔闭式引流术；胸腔积液时在第6或第7肋间腋中线与腋后线之间行胸腔闭式引流术。但是患者的个体差异（胖瘦、高矮）或既往的手术史会明显影响引流口的位置选择。例如，既往多次因自发性气胸而行胸腔闭式引流术的患者，第2肋间胸膜已与肺表面的脏层胸膜粘连，因此再次发生气胸时，第2肋间不是胸腔闭式引流的最佳位置，此时应根据肺部CT找到肺脏被压缩最明显的肋间隙行胸腔闭式引流术。再例如，多发外伤的肥胖患者，腹部可能已受到挤压，造成腹部脏器（胃组织、肠组织）疝入胸腔，或者仅仅因为患者肥胖，造成膈肌抬高，此时如果仍选择在第 6 或第 7 肋间腋中线与腋后线之间行胸腔闭式引流术，极容易损伤到其他脏器，造成医源性损伤。因此，需要仔细查看肺部 CT 检查结果，根据 CT 上肋骨的定位选择理想的置管位置。同时可考虑在床旁超声的引导下先行试穿，待明确积液或积气的位置后再留置引流管。

本例患者既往先后两次行肺部切除手术，相当于右全肺切除术，肺部 CT 提示右侧胸腔包裹性空腔，纵隔右偏。患者出现咯血、广泛的皮下气肿，虽然不排除支气管胸膜瘘的可能性，但患者纵隔并没有出现左偏（张力性），因此气体并没有造成左肺的压缩，故呼吸困难可能是由皮下气肿压迫气管、左肺所致。此时，可考虑在胸壁皮下气肿最为明显的地方行皮下切开，以便排气。在本病例中，置入胸腔引流管后，本应该引流出气体，而开放引流管后出现大量暗红色的血液，此时立即夹闭引流管，并复查肺部 CT 增强扫描，发现引流管插入右心房，经及时急诊手术，防止了病情的进一步加重。术后积极调控血糖，患者皮下气肿、咯血症状均明显好转，得以顺利转归。本病例提示我们，对既往术后或患侧胸腔病情复杂的患者行胸腔闭式引流术时，应谨慎选择引流部位，并密切注意操作中出现的异常情况。

许顺教授点评

该病例有一定借鉴作用。胸腔闭式引流为胸外科常见的有创操作，但也算是较小的一种手术，故有一定的风险。本例患者既往先后行两次肺手术，术前肺 CT 已提示右侧胸腔缩小。留置引流管后未引出气体，反而引出大量血液，考虑引流管插入心脏。幸亏患者身处综合性医院，且心外医师会诊处理及时，未造成严重后果。胸腔闭式引流术虽简单、常见，出现问题的病例也屡见不鲜，如引流后肋间动脉出血不止，导致开胸止血，或引流管留置位置过低进入腹腔。故在术前应结合 CT 仔细评估，现在各中心的 PACS 系统都比较先进，可以动态计数肋骨位置，更高级者可以直接 3D 重建，以更精确地判断引流位置。

笔记

034
应用软性支气管镜行内镜下
摘除气道内烤瓷牙

病历介绍

患者，男，40岁，以"烤瓷牙掉入气管3小时"为主诉急诊入院。患者有轻微呼吸困难，生命体征稳定。发病后未继续进食或饮水。胸部CT检查示异物位于左肺下叶支气管内，较深（图34-1）。

在检查完患者后，耳鼻喉科医师结论为异物太深，无法用硬喉镜取出。因此，我们进行了案例讨论，讨论后决定先尝试用支气管镜取出异物，如果失败，就进行开胸手术。通过检查患者的口腔，我们发现掉入气管的烤瓷冠是连体的，中间有一个凹槽，可以被环路覆盖。在术前充分告知患者病情和风险。

首先，我们用2%浓度的利多卡因麻醉气道。支气管镜检查

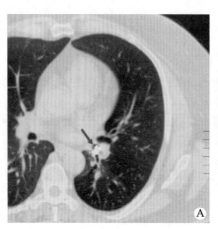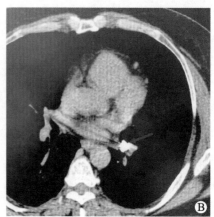

图 34－1　肺部 CT 检查，箭头所指为异物

显示烤瓷冠位于肺部左侧下叶支气管口，几乎完全堵塞支气管腔（图 34－2A），但前面有个缺口。因此，我们使用 1 个圈套器（图 34－2B）穿过间隙，打开环路，将环路放入两个烤瓷冠之间的间隙中，把它从气管中取出，放到患者的嘴里。然后患者坐起来，把它咳出来（图 34－2C）。

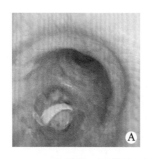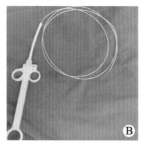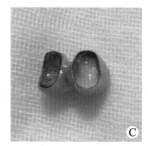

A. 气管镜可见烤瓷牙位于左肺下叶支气管口；B. 取出异物所使用圈套器；C. 取出烤瓷牙。

图 34－2　手术过程

之后，我们检查了左肺下叶的支气管。管腔通畅，黏膜完整。患者的呼吸困难也减轻了。2 小时后，患者恢复进食和饮水，并离开医院。

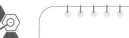

临床讨论

　　气管异物是一种常见的急症，常因意外而发生。接诊后应尽快进行影像学检查，以确定异物的位置和情况。因为右侧支气管短而粗，而且角度更接近于主气管，所以一般情况下气管异物更容易发生在右肺下叶；而本例患者是在睡觉时发生，可能是因为体位问题而误入左侧支气管。同时，术前应注意鉴别诊断，有些异物密度并不是很高，注意和肺原发肿瘤等相鉴别。

　　本例手术成功的原因是患者烤瓷冠是连体的，如果是单个烤瓷冠，可能很难使用圈套器取出。通过本病例，我们总结了支气管镜引导下使用圈套器取出异物的几点经验：①进行气管镜检查时患者会感到非常不舒服，对于一般状态较差或老年患者应慎重评估。②术前行 CT 检查确认异物位置。③仔细询问病史，确认异物的材料和形状，评估是否适合使用圈套器。④如果异物较大，手术过程中对患者气道黏膜等刺激较大，术前应充分麻醉，使用雾化器将麻药进行雾化吸入，能取得更好的麻醉效果。本例通过鼻腔进行内镜检查。当异物从气管取出时，它无法通过鼻腔，因此将异物放入患者口中，之后让患者迅速坐起，剧烈咳嗽，将烤瓷牙咳出。事后反思过程，这似乎非常危险，在此提醒各位医师尽量避免这种情况。通过鼻内镜检查，将异物从气管取出时，不应放在任意的位置，最好放在口腔的安全位置，并告知患者情况，嘱患者配合后再松开圈套器，否则极易出现再次误吸入气道的情况。异物取出后，要检查气道情况，否则可能会错过气道损伤。使用圈套器取异物，不一定都能获得成功，须备用开胸或胸腔镜手术器械，万一失败可采取手术治疗。

在本例中，异物经支气管镜用内环取出，为气管异物患者避免开胸提供了一种新的选择。

🧑‍⚕️ 许顺教授点评

呼吸道异物是生活中常见急症之一。若有异物吸入史，或疑有异物吸入史，虽无体征或 X 线检查阴性者，或有不明显原因的支气管阻塞以及久治不愈的急、慢性肺炎及肺不张的患者，均应考虑行支气管镜检查，以进一步明确诊断。若对某些异物误诊失治，将产生严重并发症，甚至危及生命。

该患者初诊于急诊，有明确气管异物，为烤瓷牙假牙冠。正常异物容易进入右侧下叶支气管，该患者进入左侧。CT 提示下叶支气管口高密度影，应为异物位置。术前科室讨论方案为先行气管镜下取，如无法取出再行手术。该异物为两个相连的牙冠，术者于是想到了圈套器，套在牙冠中间不会脱落，顺利将异物取出。气管内的异物有时候千奇百怪，不一定有固定的取出手段，术者应结合患者实际情况，在不违背治疗原则前提下充分发挥想象力，制定个体化的治疗方案。